Iris-Susanne Brandt-Schenk

Stillen

Das Praxisbuch für die schönste Zeit mit Ihrem Baby

Mit einem Vorwort von Dr. Michael Abou-Dakn,
Mitglied der Nationalen Stillkommission Deutsch and,
Vorstand UNICEF - WHO Initiative
»Stillfreundliches Krankenhaus e.V.«

südwest

Inhalt

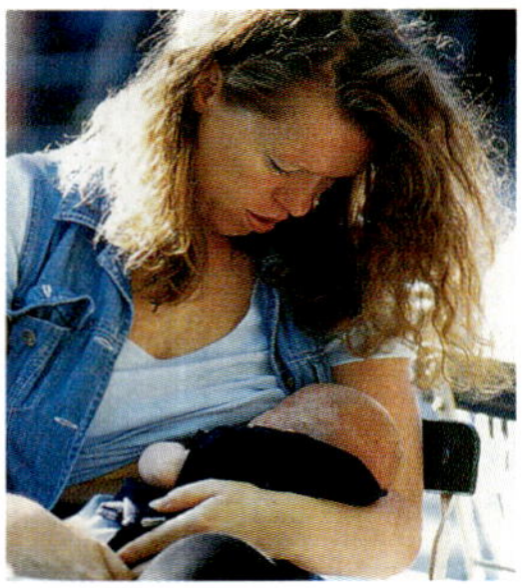

Auch unterwegs haben Stillende für den Babyhunger alles dabei.

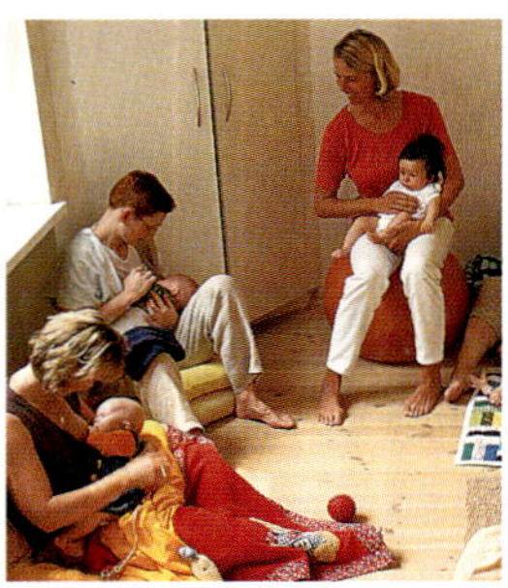

Stillgruppen ermöglichen Erfahrungsaustausch und bieten Kontakte.

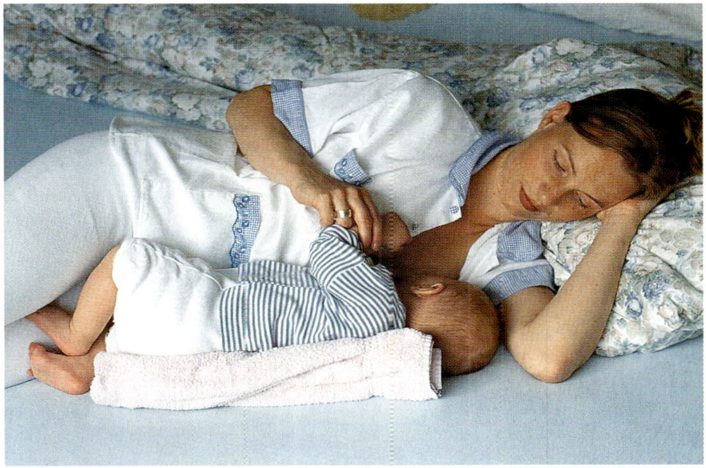

Beim Stillen im Liegen wird nur Ihr Kopf, nicht Ihre Schultern, von Kissen gestützt.

Zum Geleit

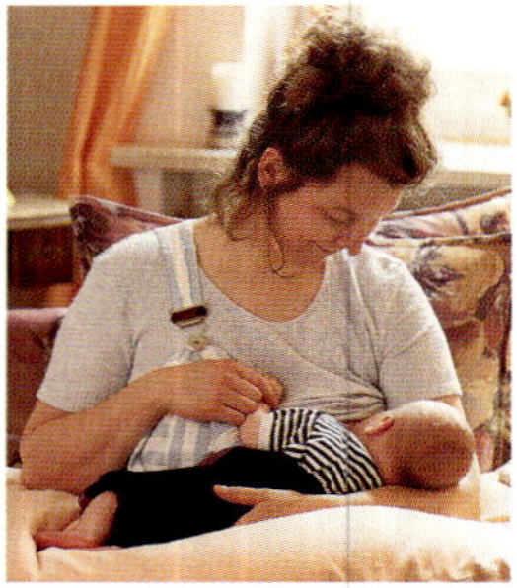

Der Wiegengriff ist eine der gebräuchlichsten Stillpositionen. Achten Sie beim Anlegen immer darauf, dass Ihr Baby den Kopf nicht drehen muss, um an der Brust trinken zu können.

Wie schön, dass in aktuellen Befragungen die meisten Mütter angeben, ihre Kinder wieder natürlich ernähren, also stillen zu wollen. Wie traurig war es, für die menschlichste Ernährungsform der Kinder Argumente liefern zu müssen. So haben erst wissenschaftliche Studien aufzeigen müssen, dass die Gesundheit der Kinder, die nicht gestillt wurden, negativ beeinflusst wurde und zum Beispiel auch in Industriestaaten mindestens 20 % der kindlichen Todesfälle im ersten Lebensjahr durch das Stillen zu verhindern gewesen wären.

Wir wissen mittlerweile, dass sich auch für die Mütter gesundheitliche Risiken durch das Nichtstillen ergeben, und für die Familie, aber auch für die Gesellschaft resultieren aus der künstlichen Ernährung der Kinder finanzielle und ökologische Nachteile.

Aber warum müssen wir für das Natürliche und Selbstverständliche werben? Weil wir unsere Stillkultur im letzten Jahrhundert verloren haben, da wir denen geglaubt haben, die behauptet hatten, dass Muttermilch ersetzbar wäre.

Lassen Sie sich nicht von anderen beeinflussen, die meinen, Muttermilch wäre ersetzbar.

Fehlende Vorbilder, falsche Informationen

Wir erleben in unserer täglichen Arbeit, dass große Zweifel der Frauen an der Fähigkeit bestehen, das eigene Kind durch das Stillen ausreichend zu ernähren. Durch die fehlenden Vorbilder im Familienkreise und die vielen – eventuell sogar bewussten – Fehlinformationen in den Medien werden die jungen Mütter und Väter am Anfang der Stillbeziehung irritiert und glauben dann fälschlicherweise, in der künstlichen Ernährung eine gute Lösung ihrer Probleme zu finden. So kommt es in den ersten Wochen und Monaten nach der Geburt der Kinder zu einem raschen Rückgang der anfänglich auch in Deutschland immer besser werdenden hohen

Quote an gestillten Kindern. Daher ist es so wichtig, dass Profis ihr Wissen niederschreiben und uns so helfen, das verlorene Wissen wiederzufinden.

Standardwerk für die Stillzeit

Der Autorin Frau Brandt-Schenk ist dies in bewundernswerter Weise gelungen. Sie hat es erneut geschafft, aktuelle wissenschaftliche Erkenntnisse in praktische nützliche Tipps umzuwandeln. Ihre lange berufliche Erfahrung als Stillfachfrau (Laktationsberaterin), aber auch ihre Tätigkeit als Ausbilderin konnte sie nutzen, relevante und aktuelle Themen zu finden und diese didaktisch klug umzusetzen. Den Eltern wird somit ein Standardwerk an die Hand gegeben, das sie hervorragend auf die Stillzeit vorbereitet und in allen Fragen während der Stillzeit begleitet.

Ich habe dies mit meiner Frau Christiane selbst erfahren dürfen. So hatten wir glücklicherweise zur Geburt unseres Sohnes Nicolas die erste Auflage dieses Buches geschenkt bekommen. Ich hätte nie geglaubt, wie oft ich – obwohl Arzt – bei allen kleinen und großen Nöten das Buch zu Rate ziehen musste. Meine Frau und ich sind uns sicher, dass die glückliche und schließlich lange Stillbeziehung ganz entscheidend durch die Hinweise der Autorin positiv beeinflusst wurde.

Wie schön, dass der Verlag durch die neue Auflage auch anderen Eltern die Chance gibt, von dem Wissen der Autorin zu profitieren.

Stillfreundliche Krankenhäuser, optimal für das Stillen ausgebildetes Personal, aktuell informierte Ärzte, Hebammen und Laktationsberaterinnen und kluge Bücher, die einem die Stillkultur wieder nahe bringen – ich wünschte, wir wären schon wieder so weit, dass all dies nichts Besonderes mehr wäre!

Stillen ist natürlich!

Dr. Michael Abou-Dakn

Auch wenn im Buch von Ansprechpartnerinnen, Ärztinnen und Laktationsberaterinnen die Rede ist, sind immer beide Geschlechter gemeint.

Gut vorbereitet in die Stillzeit gehen

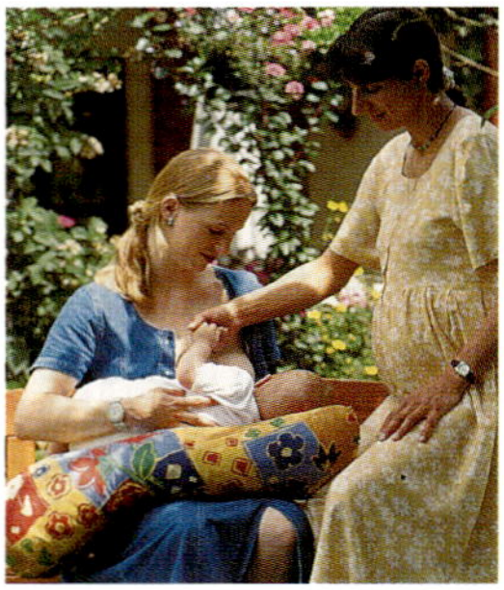

Schon während der Schwangerschaft können Sie sich auf das Stillen vorbereiten: Nehmen Sie Kontakt zu stillenden Müttern auf, und sprechen Sie mit ihnen über den »Alltag mit Baby«.

Stillen – ein ganz natürlicher Vorgang

Genauso wie Schwimmen oder das Zubereiten von Mahlzeiten ist auch Stillen ein ganz natürlicher Vorgang. Schwimmen, Kochen und auch Stillen macht mehr Spaß, wenn Sie etwas darüber wissen: Wenn Sie wie ein Hund im Wasser paddeln, werden Sie nicht gleich ertrinken, aber Sie können nicht so lange durchhalten wie beim Schwimmen im Brust- oder Kraulstil. Wenn Sie verschiedene Lebensmittel in einen Topf werfen und sie kochen, erhalten Sie eine Mahlzeit. Ohne Gewürze und ohne Kochkenntnisse schmeckt diese vermutlich nicht sehr gut. Wenn Sie Ihr Kind irgendwie mit dem Mund an Ihre Brustwarze halten, kann es Milch daraus trinken. Es ist aber relativ wahrscheinlich, dass Sie dabei wunde Brustwarzen bekommen und Ihr Kind unruhig wird oder schlecht gedeiht.

Stillen müssen Sie – wie das Schwimmen und das Kochen – »lernen«. Viele Frauen geben das Stillen schnell auf, weil sie nie die Auskünfte und die Hilfe bekommen haben, die sie gebraucht hätten. Indem Sie sich – zum Beispiel durch das Lesen dieses Buches – informieren, haben Sie schon viel für eine befriedigende, längere Stillzeit getan.

Brust oder Flasche?

Stillen ist etwas Natürliches und das Beste für Ihr Kind, so hören Sie immer wieder. Beides stimmt, das zeigen die Erfahrungen vieler Mütter. Auch alle, die rund um Kind und Familie arbeiten, können das bestätigen. Nicht zuletzt belegen zahlreiche wissenschaftliche Studien der letzten Jahrzehnte, wie wichtig Muttermilch für Ihr Baby ist.

Stillen scheint aber auch eine recht stressige, schmerzhafte und nicht immer erfolgreiche Angelegenheit zu sein: Von Freundinnen oder aus dem Verwandten- und Bekanntenkreis hören Sie Geschichten über wunde Brustwarzen, zu wenig

DAS GIBT'S ZUM STILLEN EINFACH SO DAZU

- Gestillte Kinder sind seltener, weniger schwer und weniger lange krank als mit Flaschennahrung ernährte Kinder, und zwar auch über die Stillzeit hinaus.
- Das bedeutet, Eltern gestillter Kinder sind weniger durch Krankheiten und Arztbesuche belastet. Stillen trägt so auch in Industrieländern wesentlich zur Kostenreduzierung im Gesundheitswesen bei.
- Muttermilch muss nicht extra zubereitet werden, ist immer verfügbar, stets richtig temperiert, keimarm und außerdem auch noch ansprechend und praktisch »verpackt«.
- Eltern eines in den ersten sechs Lebensmonaten ausschließlich gestillten Kindes sparen in dieser Zeit etwa 600 € im Vergleich zu Eltern, die ihr Kind mit künstlicher Säuglingsnahrung füttern.
- Stillen erleichtert es Mutter und Kind, eine gute, stabile Beziehung aufzubauen. Das wirkt sich auch nach der Stillzeit positiv auf die gesamte Familie aus.
- Ihr Selbstwertgefühl als Mutter wird gefördert, wenn Sie erleben, dass Sie Ihr Kind über Monate hinweg ohne fremde Hilfe ernähren können.
- Das Risiko, an Brust- und Eierstockkrebs oder an Osteoporose zu erkranken, ist für Frauen, die gestillt haben, deutlich geringer als für andere Frauen.
- Mütter gestillter Kinder reagieren durch die Stillhormone kindgerechter und sind damit weniger gestresst.
- Außer Haus arbeitende stillende Mütter haben weniger Arbeitsfehltage als nicht stillende Mütter.
- Stillen belastet die Umwelt nicht mit der Herstellung der Milch, dem Transport, der Verpackungsentsorgung sowie Flaschen und Saugern.

Keine Frage: Mit Muttermilch ernähren Sie Ihr Baby optimal, und es ist bisher noch keinem gelungen, diese einzigartige Nahrung auch nur annähernd zu kopieren.

Milch, unzufriedene Kinder und schlaflose Nächte. Ist die Ernährung mit der Flasche dann nicht doch vorzuziehen? In Anzeigen und Werbebroschüren für künstliche Säuglingsnahrung lesen Sie schließlich ständig, wie problemlos ein Kind mit der Flasche ernährt werden kann und wie sehr die Firmen bemüht sind, die künstliche Nahrung der Muttermilch anzupassen. Außerdem sind Sie vielleicht sogar selbst, auf alle Fälle aber viele andere Menschen mit der Flasche ernährt worden, und es scheint niemandem geschadet zu haben.

Ist Stillen denn wirklich so von Vorteil, dass sich so viele Einzelpersonen und Organisationen um das Stillen bemühen? Diese Frage muss man eindeutig mit »Ja!« beantworten. Stillen ist die von der Natur vorgesehene und normale Ernährung für Babys.

Flaschenfüttern birgt viele Risiken, wie z.B. die Medienberichte über verunreinigte oder nicht ausreichend mit bestimmten Nährstoffen versehene Flaschenmilch zeigen. Muttermilch hat nicht nur für Sie und Ihr Kind sehr viele Vorteile, sondern auch für Ihre Familie und sogar für die gesamte Gesellschaft (siehe Kasten auf Seite 7).

Die ideale Nahrung für kleine Feinschmecker

Muttermilch ist nicht nachzuahmen, auch wenn die Werbung für Flaschennahrung gern den Eindruck vermitteln möchte, künstliche Säuglingsnahrung sei gleichwertig. Über 300 Inhaltsstoffe der Muttermilch sind bereits bekannt, und es sind noch längst nicht alle entdeckt. Säuglingsnahrung enthält nur etwa 70 Inhaltsstoffe.

Muttermilch ist das Beste für Ihr Baby: Sie ändert sich mit zunehmendem Alter des Kindes. So ist die Neugeborenenmilch, die das Baby in den ersten Tagen nach der Geburt bekommt, auch Kolostrum genannt, genau richtig für die Bedürfnisse eines Neugeborenen: Sie ist süß und dickflüssig, reizt das Baby zum Saugenlernen, ohne es zu überfordern, und ist an das geringe Magenvolumen eines gerade geborenen Babys angepasst. Sie enthält besonders viel fettlösliche Vitamine und Mineralstoffe sowie Eiweiß in

Form von Immunstoffen, aber weniger Fett und Laktose als die »reife« Muttermilch, die später produziert wird. Auch die Milch von Müttern frühgeborener Kinder ist ganz genau auf die Bedürfnisse dieser kleinen Menschen abgestimmt.

Die ganze Stillzeit über bleibt das so: Die Muttermilch ist einfach perfekt auf Ihr Baby zugeschnitten. Sie hat immer die richtige Menge an leicht verdaulichem Eiweiß, Vitaminen, Mineralstoffen und Wasser. Das Eisen aus der Muttermilch kann zu mehr als 50 Prozent vom Baby aufgenommen werden, bei künstlicher Säuglingsnahrung nur zu ungefähr zehn Prozent.

Muttermilch hat – im Gegensatz zu moderner künstlicher Säuglingsnahrung – genügend essenzielle Fettsäuren, vor allem langkettige ungesättigte, die für die optimale Gehirnentwicklung unverzichtbar sind. Lipase, ein Enzym in der Muttermilch, das Ihrem Baby bei der Fettverdauung hilft, fehlt in künstlicher Säuglingsnahrung. Ebenso sind dort keine Immunstoffe vorhanden. Auch Wachstumsfaktoren, die unter anderem der Darmschleimhaut helfen, schnell zu reifen und den empfindlichen Organismus gegen Fremdstoffe zu schützen, sowie Adiponectin, ein Eiweiß, das das Auftreten von Fettleibigkeit, Diabetes und Herzkreislauferkrankungen vermindert, sucht man in künstlicher Säuglingsnahrung vergeblich.

»Natürlich« bereit zum Stillen

Sie müssen Ihre Brust nicht extra auf das Stillen vorbereiten. Die richtige Stillvorbereitung fängt im Kopf an: durch Lesen, Zusehen, Reden mit anderen Müttern. Wunde Brustwarzen werden nicht durch »Abhär-

Auch wenn Väter in den ersten Monaten die Mutter ihres Babys als »Nahrungsquelle« nicht ersetzen können, haben sie doch unzählige Möglichkeiten, eine liebevolle und innige Beziehung zu ihrem Kind aufzubauen.

EIN WORT AN DIE VÄTER

In den ersten Monaten können Väter gestillter Babys ihr Kind nicht mit Nahrung versorgen. Trotzdem können Sie als Vater eine innige Beziehung zu Ihrem Kind aufbauen: Mit dem Baby baden, schmusen, spazieren gehen, schlafen, spielen, ihm vorsingen, es trösten, massieren, wickeln – das alles gelingt Vätern genauso gut wie Müttern. Informieren Sie sich über die Ernährung Ihres Kindes gemeinsam mit Ihrer Partnerin. Ihre Frau stillt länger und problemloser, wenn sie dabei von Ihnen unterstützt wird.

tung« vermieden, sondern durch gute Stillpositionen und korrektes Anlegen des Babys. Durch Rubbeln und Bürsten zerstören Sie lediglich die Schutzschichten der Haut, die in der Schwangerschaft gebildet werden, um die Brustwarze in den ersten Tagen nach der Geburt vor unangenehmem Wundwerden zu schützen.

Bürstenmassagen, Abhärten der Brustwarzen und ähnliche Maßnahmen, die den Busen angeblich auf das Stillen vorbereiten sollen, sind überflüssig und oft sogar schädlich.

Es spricht jedoch nichts dagegen, dass Sie Ihren Körper – und auch die Brust, jedoch nicht die Brustwarzen und Warzenhöfe – nach dem Duschen oder Baden eincremen. Dabei können Sie sehen und fühlen, wie Ihr Körper sich im Laufe der Schwangerschaft verändert, wie er sich auf die Geburt und auch auf die Stillzeit vorbereitet. Seife und andere Reinigungssubstanzen sollten beim Waschen nicht direkt mit den Brustwarzen und Warzenhöfen in Kontakt kommen. Sie entfernen die körpereigenen Fette und trocknen die Haut aus.

Vielleicht macht es Ihnen und Ihrem Partner Spaß, Brust und Brustwarzen mehr ins Liebesspiel einzubeziehen und sich so auf das stärkere Berührtwerden dieses Körperteils nach der Geburt einzustimmen. Risikoschwangere sollten die Manipulation der Brustwarzen in der Schwangerschaft allerdings unbedingt vermeiden. Das Hormon Oxytocin, das bei Brustwarzenstimulation ausgeschüttet wird, kann bei Frauen mit Frühgeburtsrisiko vorzeitige Wehen auslösen.

Information ist die beste Vorbereitung

Bitte versuchen Sie nicht schon vor der Geburt, selbst Milch aus Ihrer Brust zu drücken. Zum einen können Sie so das nun sehr empfindliche Brustdrüsengewebe leicht verletzen, sozusagen blaue Flecken innerhalb und auf der Brust hervorrufen. Die Milch wird dadurch nach der Geburt auch nicht besser fließen, die Milchgänge werden nicht »durchgängiger« gemacht. Zum anderen ist nur wenig Kolostrum vorhanden. Diese wertvolle Neugeborenenmilch wird schon während der Schwangerschaft extra für die ersten Lebenstage Ihres Kindes gebildet. Sie enthält viel mehr Immunstoffe als reife Muttermilch. Die Neugeborenenmilch kann nicht unbegrenzt nachproduziert werden. Sie würden Ihrem Kind durch das Milchausdrücken vor der Geburt also einen wichtigen Teil dessen wegnehmen, was die Natur als Schutz vor Krankheiten, sozusagen als »erste Impfung« gleich nach der Geburt vorgesehen hat.

Zur Vorbereitung auf die Stillzeit gehört es auch, sich für die erste Zeit nach der Geburt Hilfe zu organisieren. Sprechen Sie mit Ihrem Partner über Ihre und seine Vorstellungen und Wünsche zum zukünftigen Leben zu dritt (siehe ab Seite 58).

Perfekte Stillpartner: Sie und Ihr Baby

Die Natur hat Mutter und Kind optimal für die Stillzeit ausgerüstet. Sind Sie über diese »Ausrüstung« informiert, erscheint es Ihnen sicher ganz logisch, dass einige Verhaltensweisen das Stillen fördern und andere Dinge eher Stillprobleme verursachen.

Das Brustdrüsengewebe, das von Stütz-, Binde- und Fettgewebe umgeben ist, vergrößert sich in den ersten Schwangerschaftsmonaten deutlich, denn die Milchgänge wachsen und verzweigen sich. An ihren Enden entstehen die Milchbläschen, von deren milchbildenden Zellen schon ab Ende des dritten Schwangerschaftsmonats Milch abgesondert wird. Mehrere Milchbläschen bilden ein Drüsenläppchen, mehrere Drüsenläppchen einen Drüsenlappen. Das Brustdrüsengewebe jeder Brustseite besteht aus jeweils 15 bis 20 Drüsenlappen (siehe Illustration

Schon während der Schwangerschaft kann etwas Milch aus der Brust austreten. Eine reichliche Milchbildung wird aber von den Plazentahormonen verhindert.

IRRTÜMER ÜBER BUSEN UND STILLEN

Die weit verbreitete Angst, durch das Stillen einen Hängebusen zu bekommen, ist unbegründet. Die Brust verändert sich durch die Schwangerschaft, nicht durch die Stillzeit. In der Regel bildet sie sich nach langsamem Abstillen (siehe Seite 88) so zurück, dass sie ähnlich wie vor der Schwangerschaft aussieht. Ein gut sitzender BH kann dabei unterstützend wirken: Er hilft, den Hautmantel, der das Brustgewebe hält, zu stützen. Ein sanfter Milcheinschuss (siehe Seite 28) zu Beginn der Stillzeit vermindert das Entstehen von Dehnungsstreifen. Kleine Brüste können übrigens genauso gut Milch bilden wie große: Sie haben zwar weniger Fettgewebe, aber genauso viel Brustdrüsengewebe wie große Brüste, und nur dieses Gewebe ist für das Stillen maßgeblich.

Sofort nach der Geburt stellt der Körper der Mutter Milch bereit. Erhält das Baby jetzt keine Gelegenheit zum Saugen oder wird der Mutter nicht bald geholfen zu pumpen, kann das den Stillstart erheblich erschweren.

Seite 13). Die Milch gelangt beim Stillen aus den Milchbläschen durch die immer dicker werdenden Milchgänge in die so genannten Milchseen. Diese Bereiche der Milchgänge liegen ungefähr zwei bis drei Zentimeter hinter dem Übergang der Brustwarze in den Warzenhof. Sie können sich ausdehnen, wenn die Brust stark gefüllt ist oder wenn der Milchspendereflex die Milch in Richtung Brustwarze drängt.

»Startschuss« in die gemeinsame Stillzeit

Nach der Geburt der Plazenta wirken die Plazentahormone nicht mehr, so dass das Milchbildungshormon Prolaktin seine Wirkung voll entfalten kann. Es veranlasst die milchbildenden Zellen in den Milchbläschen, die Produktion enorm zu steigern. Wird diese Milch nach der Geburt des Kindes nicht regelmäßig getrunken oder abgepumpt, wird kaum noch Milch nachgebildet.

Das passiert dann, wenn ein Baby von Anfang an mit der Flasche gefüttert wird. Mit Medikamenten kann dieser Vorgang unterstützt werden. Man nennt das primäres Abstillen. Für einen möglichst problemlosen Stillstart ist es deshalb wichtig, dass das Baby möglichst schnell Gelegenheit zum Saugen bekommt.

Durch das Trinken des Babys an der Brust wird nicht nur Prolaktin, sondern auch das Hormon Oxytocin ausgeschüttet. Es gelangt ebenfalls über die Blutbahn in beide Brüste und veranlasst die kleinen, korbgeflechtähnlichen Muskelzellen, die die Milchbläschen und die Milchgänge umgeben, sich zusammenzuziehen.

So wird die Milch durch die Milchgänge in Richtung Milchgangsöffnungen und damit zum Kind gepresst. Diesen Vorgang nennt man Milchspendereflex. Es dauert ungefähr eine halbe bis drei Minuten, bis das Oxytocin in der Brustdrüse angelangt ist.

Bei Erstgebärenden kann es in der ersten Zeit nach der Geburt auch noch etwas länger dauern, bis der Milchspendereflex ausgelöst wird und das Kind eine größere Menge Milch bekommt.

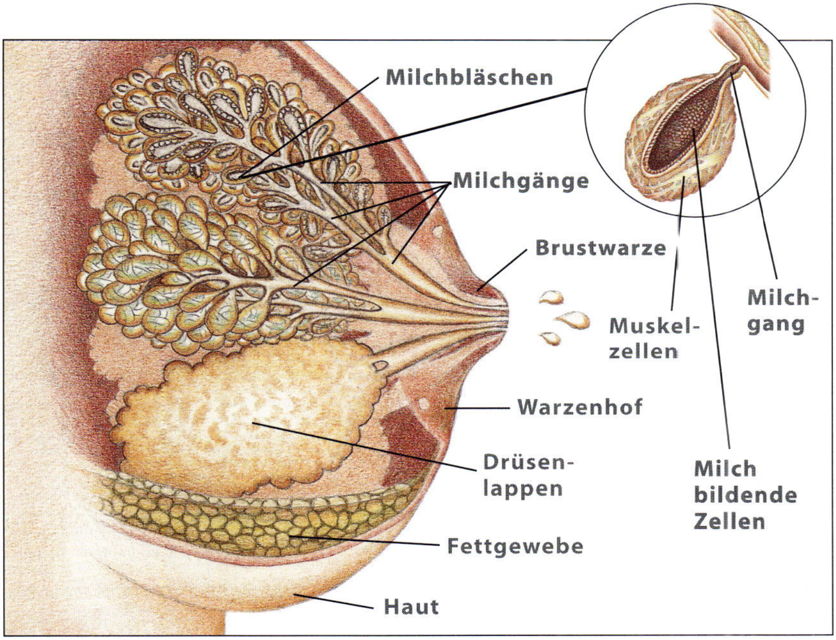

Für die Stillzeit vergrößert sich das Brustdrüsengewebe bereits in den ersten Monaten der Schwangerschaft.

Was der Milchreflex bewirkt

Die meisten Frauen nehmen den Milchspendereflex zu Beginn einer Stillmahlzeit als Kribbeln oder warmes Gefühl in der Brust wahr. Andere Frauen spüren ihn nicht, haben aber trotzdem genug Milch für ihr Kind. Damit die Milch immer wieder zu Ihrem Baby gelangen kann, wird Oxytocin, das Hormon, das den Milchspendereflex auslöst, pulsierend freigesetzt und die Milch so in »Wellen« in Richtung Brustwarze gedrückt.

Da das Oxytocin nicht nur zu der Brust transportiert wird, an der das Baby gerade trinkt, sondern auch zu der anderen, kann auch aus dieser Brust beim Stillen Milch heraustropfen oder sogar spritzen.

Nicht nur das Saugen des Babys an der Brustwarze, sondern auch der Anblick und die Laute des Kindes können den Milchspendereflex auslösen.

Der Körper der Mutter transportiert mit Hilfe des Milchspendereflexes die Milch zum Kind, denn allein durch Saugen würde das Baby sie nicht aus den feinen Milchgängen und den Milchbläschen herausbekommen.

Selbstvertrauen, Wissen um die Zusammenhänge des Stillens, Wohlbefinden und Entspannung unterstützen das Fließen der Milch. Stress, Angst, Schmerzen, aber auch Nikotin oder große Mengen Alkohol behindern es.

Ein leckeres Dreigängemenü

Zu Beginn einer Stillmahlzeit bekommt Ihr Baby an der ersten Seite die Vormilch, die sich zwischen den Stillzeiten in den Milchgängen gesammelt hat. Diese Milch ist dünnflüssig und fettarm, enthält aber Immunstoffe, Vitamine, Mineralstoffe, Enzyme und Wachstumshormone. Sie löscht den ersten großen Durst Ihres Babys. Die danach folgende Hintermilch stillt den Hunger. Sie enthält ebenfalls Immunstoffe, Vitamine, Mineralien, Enzyme, Wachstumshormone und alle anderen notwendigen Nährstoffe, ist aber vor allem gegen Ende einer Stillmahlzeit wesentlich fett- und damit kalorienreicher als die Vormilch und sättigt sehr gut. An der zweiten Brust haben sich Vor- und Hintermilch unterdessen schon gemischt. Die Milchzusammensetzung ändert sich also während einer Stillmahlzeit: Ihrem Kind wird eine Vorspeise, ein Hauptgang und eine Nachspeise mit Sahne geboten. Die Brust ist nie ganz leer, weil nicht nur zwischen den Stillmahlzeiten, sondern vor allem während des Stillens weiter Milch gebildet wird.

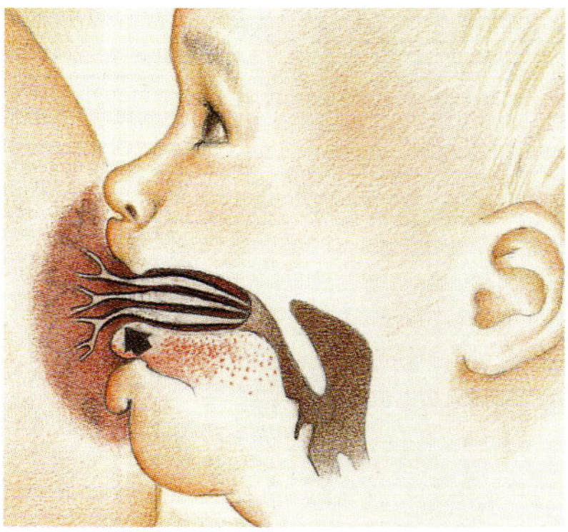

Der Mund des Babys ist weit geöffnet, die Zunge liegt unterhalb der Brust.

Babys sind kleine Stillprofis

Bitte schauen Sie sich nun die Abbildungen an. Sie zeigen, was Ihr Baby beim Trinken an der Brust mit Mund und Zunge macht:

Das Baby hat den Mund weit geöffnet, etwa 120°. Die Lippen sind nach außen gestülpt, die Oberlippe liegt locker auf dem Brustgewebe auf. Das Kind hat den Mund »voll Brust« und dabei Pausbacken. Seine Zungenspitze liegt über der unteren Zahnleiste und reicht bis zur Unterlippe. Die Zunge schmiegt sich um die Brustwarze und einen Teil des dahinter liegenden Brustgewebes.

Sie liegt fest am Brustgewebe an, drückt die Brustwarzenspitze an das Saugzentrum, am Übergang vom harten zum weichen Gaumen. Wird das Saugzentrum durch die Brustwarze berührt, löst das beim Baby den Saugreflex aus. Dieser Reflex verursacht eine wellenförmige Bewegung von der Zungenspitze zum Rachen hin, um die Milch aus den Milchgängen direkt hinter der Brustwarze in den Mund des Kindes zu streifen. Diese Bewegung wiederholt sich immer wieder.

Das signalisiert dem Körper der Mutter, dass das Kind nun verstärkt Milch braucht und die Brust deshalb Milch produzieren und sie in Richtung Brustwarze transportieren muss.

Hat das Baby eine bestimmte Menge Milch im Mund, wird der Schluckreflex ausgelöst. Zu Beginn der Stillmahlzeit, kurz nach dem Auslösen des Milchspendereflexes, schluckt das Baby nach jeder einzelnen Zungenbewegung. Gegen Ende der Mahlzeit muss es oft mehrere »Wellenbewegungen« ausführen, um genug Milch für einen Schluck zu gewinnen.

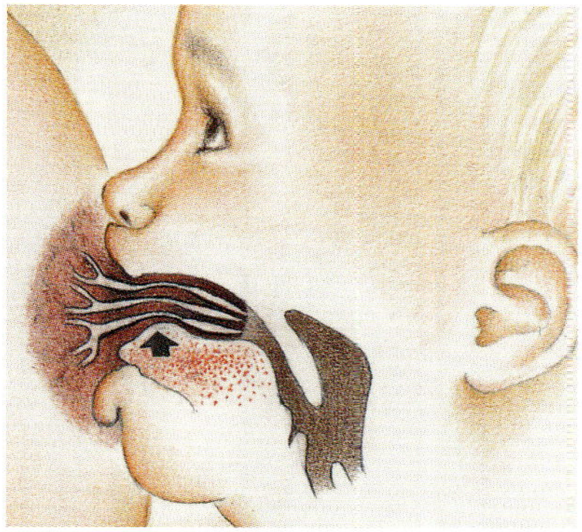

Durch eine wellenförmige Bewegung, die an der Zungenspitze beginnt, wird die Milch aus den Milchgängen direkt hinter der Brustwarze gestreift.

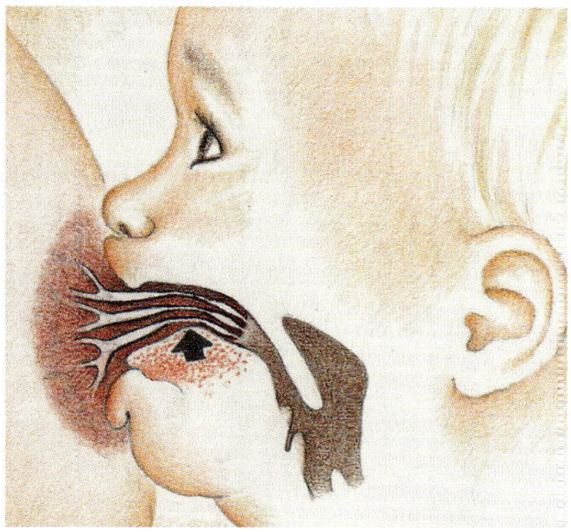

Der Druck, den das Baby mit der Zunge ausübt, »wandert« immer weiter nach hinten, zum Rachen des Babys hin.

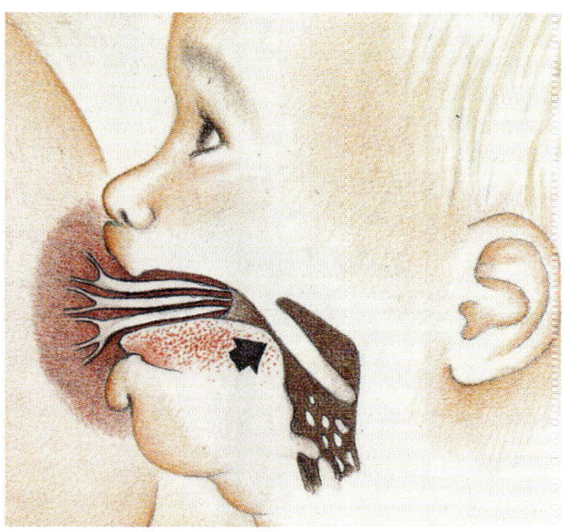

Ist genug Milch im Mund des Babys, schluckt es diese herunter.

Der Start in die Stillbeziehung

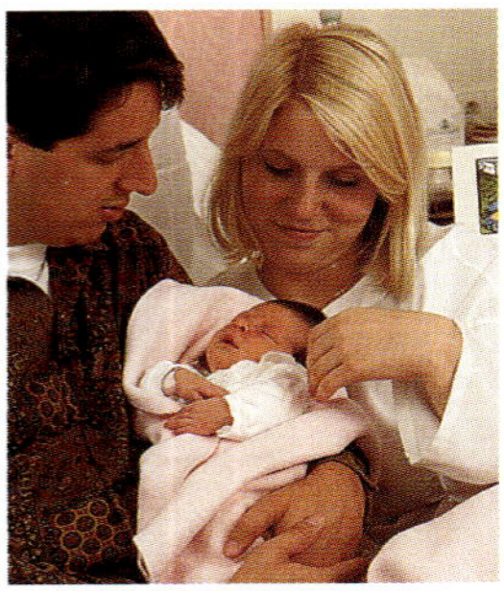

Das ungestörte Kennenlernen von Eltern und Kind sollte Priorität vor allen Routineuntersuchungen haben.

Wichtig für einen guten Stillbeginn

Informationen zum Stillen und die richtigen Ansprechpartnerinnen für Fragen und Probleme sind für den Start in eine längere, befriedigende Stillbeziehung äußerst wichtig. Gut informiert fühlen Sie sich sicherer. Außerdem trägt das Gefühl, gut betreut zu werden, zu Ihrem Wohlbefinden bei.
Je besser es Ihnen seelisch und auch körperlich in der Schwangerschaft geht, desto sicherer können Sie sein, die Geburt und die Zeit danach gut zu bewältigen.

Professionelle Unterstützung für den Stillstart

Kümmern Sie sich rechtzeitig um eine Nachsorgehebamme (Adressen bekommen Sie bei Ihrer Frauenärztin). Sie haben bis zum zehnten Tag nach der Entbindung Anspruch auf den täglichen Hausbesuch einer Hebamme. Treten Probleme auf, können Sie bis acht Wochen nach der Geburt Ihres Kindes acht weitere Besuche der Hebamme in Anspruch nehmen – mit einer Verordnung Ihrer Frauenärztin sogar während der gesamten Stillzeit. Diese Leistungen werden, ebenso wie die Besuche bei Ihrer Frauenärztin und bei der Kinderärztin, von Ihrer Krankenkasse bezahlt.
Auch Verwandte und Bekannte können sehr förderlich für eine gute Stillbeziehung sein, wenn sie Sie bestärken, auch bei eventuell auftretenden Problemen weiterzustillen. Hören Sie dagegen immer nur, dass die meisten dieser Frauen nie genug Milch hatten oder wegen wunder Brustwarzen recht bald abgestillt haben, macht Ihnen das eher Angst vor der Stillzeit und motiviert nicht gerade dazu, überhaupt mit dem Stillen anzufangen.
Reden Sie mit Menschen, die Sie bestärken zu stillen, die Hilfe in Anspruch genommen und Stillschwierigkeiten überwunden haben. Besuchen Sie die Treffen der

örtlichen Stillgruppe. Dort können Sie wertvolle Tipps zum Stillen und zum Leben mit Kind erhalten. Suchen Sie sich eine qualifizierte Ansprechpartnerin, die Sie kompetent und praxisnah unterstützt – Adressen finden Sie im Anhang dieses Buches auf Seite 93.

Wo soll das Baby zur Welt kommen?

Besuchen Sie zusammen mit Ihrem Partner oder der Person, die Sie zur Geburt begleiten soll, einen Geburtsvorbereitungskurs.
Hier erfahren Sie auch, wo Sie Ansprechpartnerinnen zu den verschiedensten Themen und Problemen finden.
Informieren Sie sich über die in Ihrer Region bestehenden Möglichkeiten der Geburt in der Klinik – mit stationärem Aufenthalt oder ambulant –, im Geburtshaus oder zu Hause. Sehen Sie sich die Entbindungseinrichtungen an, sprechen Sie mit den Mitarbeiterinnen dort, bevor Sie sich für den Geburtsort entscheiden, an dem Sie sich am besten aufgehoben fühlen.
Hervorragende Bedingungen für einen guten Stillstart haben Sie in einer von WHO und UNICEF als »Stillfreundliches Krankenhaus« ausgezeichneten Entbindungsklinik. Weitere Informationen über »Stillfreundliche Krankenhäuser« finden Sie auf Seite 91 und im Anhang.

Endlich: Das Baby ist da!

Aus der körperlichen Einheit während der Schwangerschaft wird nach der Geburt eine emotionale Einheit zwischen Mutter und Kind. Stillen unterstützt diesen Vorgang in einzigartiger Weise.
Zahlreiche Studien der letzten Jahre zeigen, dass eine natürliche Geburt eine gute Voraussetzung für einen gelungenen Stillstart ist. Das bedeutet, Sie haben möglichst keine Medikamente während der Geburt bekommen, und es wurde von Hebamme und Ärztin so wenig wie möglich in den Geburtsverlauf eingegriffen.
Eine solche Geburt schafft positive Bedingungen für einen erfolgreichen Stillstart, denn Ihr Vertrauen in Ihre eigenen Fähigkeiten wurde

In einem guten Kurs werden der normale Geburtsverlauf, aber auch abweichende Situationen erklärt, Körperwahrnehmung und verschiedene Atem- und Entspannungstechniken geübt, über das Leben mit dem Neugeborenen und über das Stillen gesprochen.

Eine Ihnen gut vertraute Person wie Ihr Partner oder auch eine Freundin kann Ihnen während der Geburt eine große Hilfe sein, z. B. durch Zuspruch, Rückenmassagen und gemeinsames Wehenbeatmen.

damit bestärkt: Das unterstützt Ihre Überzeugung, Ihr Baby in den ersten Monaten auch allein ernähren zu können. Sie und Ihr Kind sollten außerdem nach der Geburt Gelegenheit haben, sich ungestört kennen zu lernen und nicht wegen Routineuntersuchungen voneinander getrennt werden.

Manchmal ist es unumgänglich, dass die Frau während der Geburt Schmerzmittel bekommt. Diese können jedoch das zentrale Nervensystem von Mutter und Kind beeinträchtigen, so dass beide schläfrig werden können und dann nicht in der Lage sind, sich so interessiert wahrzunehmen und kennen zu lernen wie die Mutter-Kind-Paare, die keine Schmerzmittel während der Geburt bekommen. Auch das Saugverhalten des Babys kann dadurch negativ beeinflusst werden, so dass das Stillen auch längere Zeit nach der Geburt schwierig sein kann. Bestehen von Anfang an gesundheitliche Risiken für Sie oder für Ihr Baby oder treten sie während der Geburt auf, müssen die notwendigen medizinischen Eingriffe natürlich im Interesse von Mutter und Kind vorgenommen werden. Die Stillprobleme, die daraus entstehen können, sind mit fachkundiger, einfühlsamer Unterstützung zu lösen, so dass auch aus einem ungünstigen Stillstart eine glückliche Stillbeziehung werden kann.

Unvergessliche Augenblicke

Verlief die Geburt ohne Komplikationen, ist folgender Ablauf für Sie und Ihr Baby – auch im Hinblick auf einen erfolgreichen Stillbeginn – am günstigsten: Ihr Baby wird Ihnen gleich nach der Geburt auf den Bauch gelegt. Sie beide haben direkten Hautkontakt und werden gemeinsam von einer Decke gewärmt. Ihr Kind riecht, fühlt, schmeckt und hört Vertrautes. Sie fühlen sich mit Ihrem Baby weiter körperlich verbunden. Sie können sich gegenseitig – gemeinsam mit Ihrem Partner – ungestört kennen lernen.

Wenn das Baby auf Ihrer Brust liegt, hat es den für ein Neugeborenes idealen Abstand, um Ihr Gesicht zu sehen und es sich einzuprägen. Es kann, wenn es möchte, den ersten

Stillversuch wagen und muss nicht schreien, um auf seine Bedürfnisse aufmerksam zu machen. Die physiologischen Funktionen Ihres Babys – Atmung, Herzschlag und Körpertemperatur – sind stabiler, wenn Sie beide Hautkontakt haben. So werden Anpassungsschwierigkeiten an das Leben außerhalb der Gebärmutter verringert oder vermieden. Dieser längere Hautkontakt sofort nach der Geburt hat für Sie den Vorteil, dass Ihr Stoffwechsel auf Hochtouren läuft. Sie können dadurch trotz der Anstrengung, die gerade hinter Ihnen liegt, leichter auf die Bedürfnisse Ihres Babys eingehen und möchten auch in Zukunft oft Tag und Nacht ohne Unterbrechung mit ihm verbringen. Dieses Erlebnis gibt Ihnen allen Sicherheit, die sich günstig auf den Aufbau der Mutter-Kind-Beziehung und auf die neue Situation als junge Familie auswirkt und die die Wahrscheinlichkeit einer befriedigenden Stillzeit enorm erhöht.

Der erste Stillversuch

Viele Babys möchten, nachdem sie sich von den Strapazen der Geburt etwas erholt haben, innerhalb der ersten Lebensstunde das erste Mal an der Brust trinken. Das Baby und auch Sie sind jetzt extrem sensibel und empfänglich für neue Reize. Der Such- und Saugreflex des Neugeborenen ist besonders stark. Es kann seine Bedürfnisse durch Laute und Körpersprache äußern und macht zum Beispiel durch das Hände-zum-Mund-Führen, geballte Fäuste oder das Hin-und-her-Drehen des Kopfes deutlich, dass es gestillt werden möchte. Babys, die dieses instinktive Verhalten – auch »Stillzeichen« genannt – nach der Geburt ungehindert zeigen können, erfassen meist auch selbstständig die Brust und zeigen ein korrektes Stillverhalten. Eigentlich könnte das Baby aus eigener Kraft zur Brust kriechen und sie in den Mund nehmen, aber es ist ganz natürlich, dass Sie ihm dabei helfen.

Je eher, desto besser

Dieser erste, frühe Stillversuch hat sowohl für Sie als auch für Ihr Baby Vorteile:

➢ Die Plazenta wird eher geboren, dadurch ist Ihr Blutverlust geringer,

Eine natürliche Geburt und das ungestörte »Beschnuppern« in den ersten Minuten und Stunden danach ist die optimale Voraussetzung für eine schöne Stillzeit.

und Ihre Kräfte werden geschont.

➢ Ihre Milchproduktion wird angeregt.

➢ Die frühe Stimulation Ihrer Brustwarze bewirkt, dass Sie gerade in den ersten Tagen nach der Geburt intensiver auf Ihr Kind eingehen können und viel Zeit mit ihm verbringen möchten.

➢ Die Neugeborenenmilch regt die Darmtätigkeit Ihres Kindes an, wodurch das bilirubinreiche Mekonium – auch Kindspech genannt – schneller ausgeschieden wird und die Wahrscheinlichkeit einer Neugeborenengelbsucht sich verringert.

➢ Die nächsten 48 bis 72 Stunden ist Ihr Baby nicht mehr so ansprechbar und aufmerksam wie in diesen ersten Lebensminuten.

Geben Sie Ihrem Baby möglichst gleich nach der Geburt Gelegenheit zu einem ersten »Trinkversuch«. Akzeptieren Sie aber bitte auch, wenn es erst einmal »nur kuscheln« möchte.

Bringen Sie sich und Ihr Kind in eine einigermaßen bequeme Position, und legen Sie es an. Denken Sie daran: Dies ist ein Stillversuch, dem sicher noch einige folgen werden und der nicht perfekt klappen muss. Achten Sie trotzdem darauf, dass Ihr Kind gut angelegt ist (s. Seite 22), damit Sie Ihre Stillbeziehung nicht mit wunden Brustwarzen beginnen. Die Hebamme wird Ihnen sicher gern helfen. Dieses erste Stillen läuft nicht nach einem festen Schema ab: Manche Babys erfassen kurz nach der Geburt die Brust und fangen an zu saugen und zu trinken, als hätten sie das schon immer getan. Andere lecken an der Brustwarze und sind ganz zufrieden, ihrer Mutter dabei in die Augen zu sehen. Wieder andere möchten nur kuscheln und brauchen mehr Zeit, bis sie zum ersten Anlegen bereit sind.

Baden unnötig

Erst nach dem ersten Anlegen sollten die notwendigen Routineuntersuchungen zur Erstversorgung des Kindes vorgenommen werden. Das kann auch passieren, während das Kind auf Ihrem Bauch liegt. Da Kinder in den ersten ein bis zwei Stunden nach der Geburt nicht wachsen und auch nicht zunehmen, muss Ihr Baby nicht gleich nach der Geburt zum Messen und Wiegen von Ihnen getrennt werden. Auch die Credésche Augenprophylaxe – so sie überhaupt noch angewendet wird – sollte später erfolgen, da sie den ersten Augenkontakt zwischen Mutter und Kind behindert. Ihr Baby muss jetzt auch nicht gebadet werden. Es ist nicht schmutzig. Die cremige Schicht, Käseschmiere genannt, mit der die meisten Kinder geboren werden, schützt und pflegt die Haut und zieht schnell ein. Ungefähr 80 Prozent der Kinder, die routinemäßig zur Erstversorgung früh von ihren Müttern getrennt werden, haben später Saugprobleme. Das zeigt sich oft erst nach der Entlassung aus der Klinik. Sie und Ihr Baby verbringen nach der Geburt noch zwei bis drei Stunden im Kreißsaal und werden dann auf die Wochenstation verlegt.

Auch nach der Geburt zusammenbleiben

Natürlich hat die Geburt Sie angestrengt, und Sie möchten sich nun etwas ausruhen. Ihrem Kind geht es ähnlich. Erholen Sie sich gemeinsam von den Anstrengungen, am besten zusammen in einem Bett. Sie brauchen keine Angst zu haben, dass Sie Ihr Kind erdrücken oder dass Sie nicht merken, wenn es sich meldet oder sich nicht wohl fühlt. Die Natur hat es so eingerichtet, dass gesunde Neugeborene sich bemerkbar machen, wenn sie sich zu sehr eingeengt oder nicht wohl fühlen. Sie selbst sind durch Ihre Hormonlage auch im Schlaf so gut auf Ihr Kind konzentriert, dass Sie spüren und hören, wenn es sich rührt oder Laute von sich gibt.

Ihr Kind fällt auch nicht aus dem Bett, wenn die Bettdecke fest um Sie beide gesteckt ist. Bitten Sie die Schwester oder die Hebamme, das für Sie zu tun oder fragen Sie, ob Sie an eine Seite Ihres Bettes ein Bettgitter bekommen können oder ob Ihr Bett mit einer Längsseite an die Wand gestellt werden kann. Lassen Sie sich die Klingel in Reichweite legen.

Signalisiert Ihr Baby Ihnen, dass es wieder an der Brust trinken möchte, klingeln Sie nach der Schwester, damit sie Sie in dieser noch ungewohnten Situation unterstützt. Scheuen Sie sich nicht, Ihr Recht auf Gemeinsamkeit mit Ihrem Kind von Anfang an wahrzunehmen. Sie sind zufrieden, weil Ihr Baby bei Ihnen ist: Sie wissen, wie es ihm geht, ob es Hunger hat, sich einsam fühlt oder

Eine günstige Stillposition und korrektes Anlegen sind für eine befriedigende, längere Stillbeziehung von großer Bedeutung, weil mit ihrer Hilfe 80 bis 90 Prozent aller üblichen Stillprobleme vermieden werden können.

KORREKTES ANLEGEN – DAS IST WICHTIG!

- Sie sitzen oder liegen bequem und haben mehrere Kissen und vielleicht auch eine Nackenrolle zur Verfügung. Möchten Sie im Liegen stillen, wird nur Ihr Kopf durch Kissen gestützt, Ihr Schulterbereich liegt auf der Matratze auf. Ein Glas Flüssigkeit zum Trinken steht griffbereit.
- Ihr Baby ist Ihnen mit dem ganzen Körper zugewandt. Es hat den Mund auf Höhe der Brustwarze und muss den Kopf nicht drehen, um an der Brust trinken zu können. Ohr, Schulter und Hüfte Ihres Babys bilden eine gerade Linie. Beim Stillen im Sitzen ist Ihr Arm mit Kissen so gestützt, dass er das Gewicht des Kindes nicht tragen muss und Sie sich im Schulterbereich entspannen können.
- Sie unterstützen Ihre Brust im C-Griff: Das heißt, alle Finger liegen unter der Brust, der Daumen oben weit hinter dem Warzenhof. Stupsen Sie nun Ihr Baby mit der Brustwarze an die Unterlippe. Ihr Baby öffnet dann den Mund weit (ca. 120°). Seine Zunge liegt dabei über der unteren Zahnleiste. Jetzt ziehen Sie Ihr Baby schnell eng an Ihre Brust.
- Ober- und Unterlippe des Babys sind nach außen gestülpt, es hat den »Mund voll Brust« und schluckt hör- und sichtbar. Manchmal ist die Zunge im Mundwinkel zu sehen. Nase und Kinn Ihres Babys berühren Ihre Brust.
- Vorsicht: Wenn Ihr Kind nur die Brustwarze im Mund hat, kann es die Brust nicht ausreichend entleeren und verursacht wunde Brustwarzen. Nehmen Sie Ihr Baby deshalb in diesem Fall noch einmal von der Brust ab: Schieben Sie dazu Ihren kleinen Finger in den Mundwinkel des Babys bis zwischen die Zahnleisten. So lösen Sie den Saugschluss, und das Baby lässt die Brust los. Legen Sie Ihr Baby dann noch einmal wie oben beschrieben an.

Hat Ihr Baby sich satt getrunken und sein Saugbedürfnis gestillt, lässt es die Brust von allein los. Ihre Brust fühlt sich jetzt angenehm an, ohne Verhärtungen oder Schmerzen.

weint. Ihr Baby fühlt sich sehr viel besser, wenn es bei Ihnen ist, und Sie und Ihr Kind lernen sich so natürlich sehr viel schneller und besser kennen, als wenn Sie beide häufig voneinander getrennt wären.

Die im Kasten auf Seite 22 aufgelisteten Punkte sollten Sie beim Wiegengriff (siehe Foto auf Seite 4), beim Rückengriff (siehe Kasten Seite 26) und auch beim Stillen im Liegen beachten. Es ist ganz normal, wenn Sie das Positionieren und Anlegen mehrmals während einer Stillmahlzeit neu beginnen. Stillen ist ein Lernprozess.

Nehmen Sie die Hilfe der Schwestern oder der Hebamme in Anspruch, wenn Sie sich unsicher fühlen oder Fragen haben. Sie werden sehen: Nach den ersten Stillmahlzeiten fühlen Sie und Ihr Baby sich schon sehr viel sicherer und kommen besser miteinander klar, ohne vorher über günstige Stillpositionen und korrektes Anlegen nachdenken zu müssen.

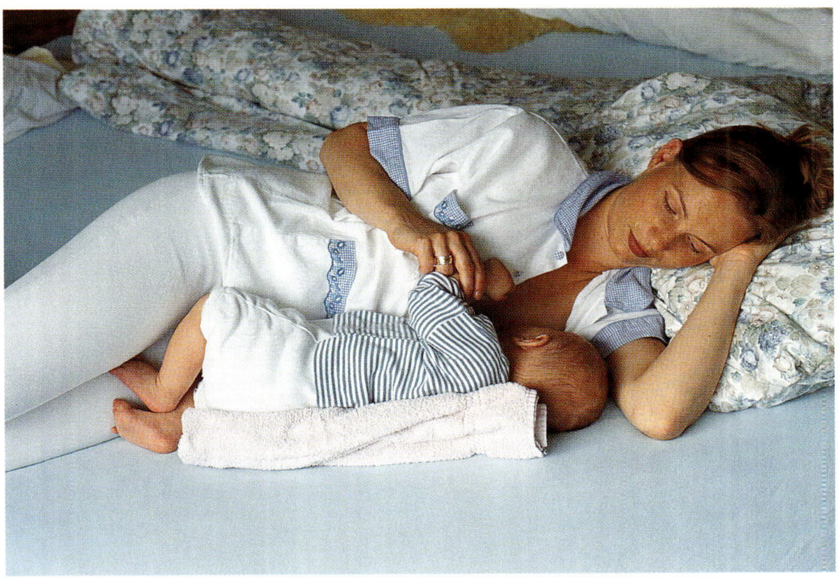

Beim Stillen im Liegen stützen Sie ihren Kopf mit einem oder mehreren Kissen ab. Ihr Baby liegt auf der Seite. Damit es nicht auf den Rücken rollt, stützen Sie es mit einer Handtuchrolle oder Ähnlichem.

Die ersten Tage und Wochen

Jedes Baby ist eine kleine Persönlichkeit mit ganz eigenen Vorlieben, Abneigungen und Verhaltensweisen. Die ersten Tage und Wochen nach der Geburt brauchen Sie, um sich kennen zu lernen. Niemand wird als Mutter oder Vater geboren. Sie lernen nur durch den Umgang mit Ihrem Kind und durch Erfahrung, sich auf Ihr neues Leben mit Familie einzustellen. Stillen ist bei diesem Kennenlernprozess eine große Hilfe, vor allem wenn Sie auch nach der Geburt mit Ihrem Kind zusammenbleiben.

Nehmen Sie deshalb am besten gleich ab der Geburt rund um die Uhr Rooming-in in Anspruch. Das fördert auch einen guten Stillstart, denn Ihr Baby hat immer Zugang zur Brust, es wird nach Bedarf gestillt. Ihr Körper produziert dadurch schnell problemlos die Milchmenge, die Ihr Kind zum guten Gedeihen braucht. Wenn Sie erschöpft sind und ausruhen oder schlafen möchten, geht das am besten mit Ihrem Kind zusammen. Ihre biologischen Rhythmen passen sich einander an, wenn Sie zusammenbleiben, so dass Sie gemeinsam wach sein und auch fest schlafen können. Das ist nicht so, wenn Sie im Krankenhaus getrennt werden: Ihr Baby würde Ihnen dann zwar aus dem Kinderzimmer gebracht, wenn es unruhig wäre und Hunger hätte, die biologischen Rhythmen würden sich jedoch unterschiedlich entwickeln. Das Wiegen vor und nach jeder Stillmahlzeit sollte nicht zur Routine in der von Ihnen gewählten Entbindungseinrichtung gehören. Es ist unnötig und verunsichert Sie sehr. Es reicht völlig aus, das Baby einmal am Tag zu wiegen, um zu sehen, ob es noch innerhalb der zehn Prozent liegt, die es nach der Geburt abnehmen darf, oder ob es sogar schon zunimmt.

Nach Bedarf gestillte Babys im 24-Stunden-Rooming-in nehmen nach der Geburt oft wenig oder gar nicht ab beziehungsweise erreichen ihr Geburtsgewicht rasch wieder.

Rund um die Uhr zu zweit

Das ständige Beisammensein unterstützt das Stillen auf vielfältige Weise. Ist Ihr Baby hungrig oder möchte aus anderen Gründen gestillt werden, erkennen Sie das schon an seiner Körpersprache, den

Stillzeichen. Ungefähr eine halbe Stunde, bevor es z.B. vor Hunger anfangen würde zu schreien, öffnet es immer wieder den Mund, streckt die Zunge Richtung Unterlippe, fängt an zu suchen, dreht den Kopf hin und her, runzelt die Stirn oder ballt die Fäuste.

Legen Sie es dann gleich an. Sie haben jetzt, da es noch nicht vor Hunger schreit, etwas Zeit, um sich und Ihr Kind gut zu positionieren und um es eventuell noch einmal von der Brust abzunehmen und günstiger anzulegen.

So lernen Sie beide schnell, optimal anzulegen. Das Baby kann durch das Stillen nach Bedarf die Milchproduktion gut anregen. Nachts ist es viel weniger störend, im Halbschlaf ein hungriges Baby aus seinem Bett zu nehmen und an die Brust zu legen und dann – mit ihm zusammen – wieder einzuschlafen, als von der Schwester geweckt zu werden, die Ihnen Ihr schreiendes Baby bringt oder Sie ins Stillzimmer holt.

Müssen Sie nachts zum Stillen aufstehen, fällt es Ihnen viel schwerer, wieder einzuschlafen.

Erster »Trainingserfolg«: Muskelkater im Busen

Stillen Sie ausschließlich und nach Bedarf. Das bedeutet, Ihr Baby bekommt nur Muttermilch und wird immer dann gestillt, wenn es an die Brust gehen möchte. Stillen Sie auch, wenn Sie das Gefühl haben, es täte Ihnen gut. Sind Ihre Brüste sehr voll, spannen oder schmerzen sie sogar, können Sie unbesorgt Ihr Kind wecken, um es zu stillen. Stillen ist eine Zweierbeziehung: Sie sorgen für Ihr Kind, und auch Ihr Baby trägt zu Ihrem Wohlbefinden bei.

Legen Sie Ihr Baby während einer Mahlzeit an beiden Seiten an. Far-

Stillen nach Bedarf bringt die Milch richtig zum Fließen. Legen Sie Ihr Baby in den ersten Tagen an, sobald es Stillzeichen zeigt. Geben Sie ihm die Brust auch, wenn Sie das Gefühl haben, dass sie voll ist und Milch abgetrunken werden müsste.

KLEINE HILFEN GEGEN DEN »BRUSTKATER«

Dass die Brüste bei Stillbeginn schmerzen, ist normal: Dieser »Brustmuskelkater« sollte allerdings nach einigen Tagen verschwunden sein. Um das zu unterstützen, beachten Sie Folgendes: Stillen Sie nach Bedarf, achten Sie auf eine gute Stillposition und korrektes Anlegen (siehe Kasten Seite 22). Wechseln Sie häufig die Stillposition (siehe Seite 26), lassen Sie ausreichend Luft an die Brustwarze, und lassen Sie das Milch-Speichel-Gemisch nach der Stillmahlzeit antrokknen. Benutzen Sie keine Desinfektionsmittel, Seifen, Cremes und Salben.

Ab dem dritten Tag sollte eine deutliche Besserung eintreten, sonst liegen andere Ursachen für die schmerzenden Brustwarzen vor. In diesem Fall wenden Sie sich am besten an eine Laktationsberaterin IBCLC oder an eine andere geeignete Ansprechpartnerin (Adressen finden Sie im Anhang auf Seite 93).

gen Sie mit der Brust an zu stillen, mit der Sie bei der letzten Stillmahlzeit aufgehört haben. So kommt die Milchproduktion gut in Gang und passt sich schnell an die Bedürfnisse des Babys an. Die Nachfrage bestimmt das Angebot. In den ersten Tagen nach der Geburt sind die Brustwarzen häufig empfindlich und leicht gerötet. Das ist normal. Es handelt sich um eine Art »Brustkater«, so ähnlich wie ein Muskelkater, den Sie bekommen, wenn Sie Muskeln bewegen, die das sonst nicht gewohnt sind. Bewegen Sie sie weiter, verschwindet der Muskelkater. Genauso ist es beim »Brustkater«: Stillen Sie ruhig weiter, und achten Sie darauf, dass Sie Ihre Brust nicht anderweitig strapazieren (Tipps finden Sie im Kasten auf Seite 25).

DAS IST WICHTIG BEIM RÜCKENGRIFF

Sitzen Sie bequem zurückgelehnt, aber aufrecht, im Sofa oder im Sessel. Wenn Sie Ihr Kind an der rechten Seite anlegen möchten, zeigen seine Beine rechts an Ihnen vorbei zur Rückenlehne, sein Kopf liegt in Ihrer rechten Hand. Ihr Kind muss den Kopf zum Trinken nicht drehen, Ohr, Schulter und Hüfte bilden eine gerade Linie. Ihr Arm und das Baby sind so mit Kissen unterstützt, dass Ihr Kind während der gesamten Stillmahlzeit mit Nase und Kinn Ihre Brust berührt (siehe Zeichnung Seite 56)

Ruhe und Zeit – die beste »Medizin«

Ist Ihr Kind gut angelegt, werden die Brustwarzen nicht wund – auch nicht, wenn das Baby länger trinkt. Zeitliche Beschränkungen der Stillmahlzeiten führen lediglich dazu, dass Ihr Kind die Brust nicht ausreichend stimulieren kann, nicht genug Milch erhält, unzufrieden ist und eher ab- als zunimmt. Die fett- und kalorienreiche Hintermilch, die Ihr Baby zum guten Gedeihen braucht, kommt erst nach Auslösen des Milchspendereflexes bei ihm an. Da es, vor allem bei Erstgebärenden, bis zu zehn Minuten dauern kann, bis der Milchspendereflex ausgelöst wird, kann die Anweisung, in den ersten Tagen nur wenige Minuten pro Seite zu stillen, sogar abstillfördernd sein. Füttern Sie nicht zu, sondern legen Sie länger und häufiger an, und stillen Sie immer an beiden Seiten!

Stillen Sie im Laufe des Tages sowohl im Wiegengriff, im Rückengriff als auch im Liegen. Das hat mehrere Vorteile:

➢ Ihr Kind übt mit Zunge und Unterkiefer den stärksten Druck auf das Brustgewebe aus. Bei wechselnden Stillpositionen wird dieser Druck immer an anderer Stelle wirksam. Auf diese Weise vermeiden Sie das Wundwerden und die Entwicklung von Druckstellen durch einseitige Belastung.

➢ Es werden alle Milchgänge gut geleert. Das beugt einem Milchstau vor, denn das meiste Brustdrüsengewebe sitzt in der Nähe Ihrer Achselhöhle. Es wird am effektivsten geleert, wenn Sie im Rückengriff anlegen.

➢ Wenn Ihr Baby den Wechsel gewohnt ist, ist es bereit, in allen Stillpositionen an der Brust zu trinken, weil es nicht nur auf eine geprägt wurde. Das kann bei Stillproblemen sehr hilfreich sein.

➢ Stillen im Liegen ist sehr viel erholsamer als Stillen im Sitzen.

➢ Sie werden rasch sicher im Umgang mit Ihrem Kind und können sich dadurch in schwierigen Situationen besser helfen.

Zum Stillenlernen brauchen Sie und Ihr Baby Zeit und Ruhe. Nicht immer haben Sie beides: Verwandte und Freunde möchten das Baby sehen und platzen oft in eine Stillmahlzeit hinein. Es kann für Sie auch störend sein, wenn Ihr Besuch beim Stillen zusehen möchte, Sie aber lieber allein, mit Ihrem Partner oder einer Schwester das Anlegen üben wollen. Bitten Sie schon vor der Geburt Ihres Kindes darum, dass Familie und Freunde erst auf Ihre Aufforderung hin kommen. Auch die Besucher der Bettnachbarin lassen Sie unter Umständen nicht zur Ruhe kommen. Trauen Sie sich, auch fremden Besuch zum Verlassen des Zimmers aufzufordern, und holen Sie sich dabei, wenn nötig, Unterstützung von einer Schwester.

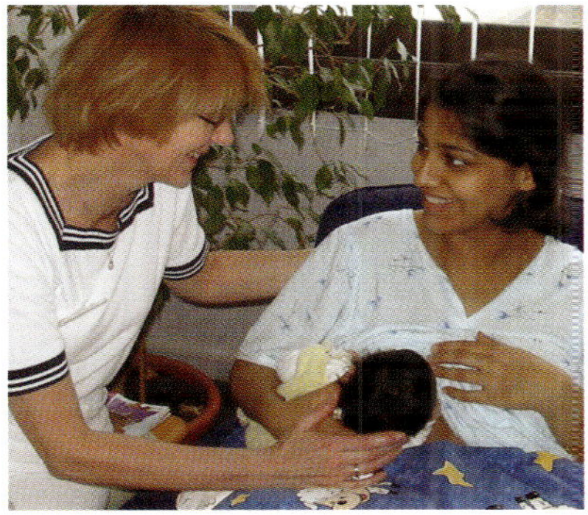

Probieren Sie das Anlegen mit Hilfe der Schwester oder Hebamme ruhig so lange, bis Sie sich sicher fühlen.

Viele Krankenhäuser haben Stillzimmer, in die Sie sich zurückziehen können, wenn es Ihnen oder Ihrem Baby in Ihrem Zimmer einfach zu turbulent ist.

Das Wechselbad der Gefühle nach einer Entbindung geht glücklicherweise schnell vorüber. Dauert der »Baby-Blues« länger als einige Tage oder fühlen Sie sich hilflos dieser neuen Situation ausgeliefert, holen Sie sich Hilfe (Ansprechpartnerinnen siehe Seite 94).

Himmelhoch jauchzend, zu Tode betrübt …

Die meisten Frauen fühlen sich in den ersten Tagen nach der Geburt ihres Babys euphorisch und sind überglücklich. Aber auch das Gegenteil ist normal. Nicht bei jeder Frau stellt sich automatisch das Mutterglück ein. Der Schwangerschafts- und der Geburtsverlauf, aber auch die Lebensumstände und andere Faktoren können positive Gefühle behindern. Über die Hälfte aller jungen Mütter leiden zwischen dem dritten und fünften Tag, wenn auch der initiale Milcheinschuss stattfindet, unter starken Stimmungsschwankungen, den so genannten »Heultagen«, auch »Baby-Blues« genannt.

Es liegt an der hormonellen Umstellung nach der Geburt, dass Sie in einem Moment überglücklich und im nächsten traurig oder auch aggressiv sind, überempfindlich reagieren und weinen müssen.

Nun fließt die Milch reichlicher

Zwischen dem zweiten und fünften Tag stellt sich die Brust allmählich auf die vermehrte Produktion der Muttermilch um. Das Brustdrüsengewebe schwillt an und wird berührungsempfindlich, weil ihm in dieser Zeit vom Körper vermehrt Flüssigkeit durch Blut und Lymphe zugeführt wird. Während des initialen Milcheinschusses steigert Ihr Baby auch die Anzahl seiner Mahlzeiten und unterstützt damit den Umstellungsprozess.

Der Rückengriff ist in dieser Situation sehr angenehm, weil Ihr Oberarm dabei nicht am geschwollenen Brustdrüsengewebe anliegt. Frühes Anlegen, Rooming-in und Stillen nach Bedarf lassen den initialen Milcheinschuss in der Regel recht sanft ablaufen. Ist Ihre Brust aber doch so prall geworden, dass Ihr Kind nicht genug Brust in den Mund nehmen kann, legen Sie feuchtwarme Umschläge auf die Brust (Brustwarzen und Warzenhöfe aussparen, damit sie nicht aufweichen). Nach sanfter Massage pumpen Sie so viel Milch ab, dass Ihr Kind gut angelegt werden kann. Ist das zu schmerzhaft, kann eine professionelle Rücken- und Tiefdruckmassage hilfreich sein.

Mahlzeit mit vielen »Nachschlägen«

Stillen Sie Ihr Baby schon in den ersten 24 Stunden möglichst sechs- bis achtmal. Das regt die Milchbildung an und beugt späteren Problemen vor. Ihre Milchmenge ist von Anfang an und auch später, wenn Sie nach Bedarf stillen, dem Bedürfnis Ihres Kindes angepasst. Sie beträgt ungefähr 40 ml in den ersten 24 Stunden nach der Geburt und wächst stetig. Am fünften Tag produzieren Sie schon 500 ml Milch, im vierten und fünften Lebensmonat nimmt Ihr Baby ungefähr 750 ml Muttermilch pro Tag zu sich. Mit einem halben Jahr trinkt das Baby etwa 800 ml täglich. Mit künstlicher Säuglingsnahrung gefütterte Kinder brauchen mehr, weil die Nährstoffe der Flaschenmilch nicht so optimal wie die der Muttermilch aufgenommen werden können.

Neugeborene trinken oft mehrmals hintereinander für kurze Zeit an der Brust und legen erst danach eine etwas längere Pause bis zur nächsten Stillmahlzeit ein. Man nennt dieses Verhalten »Cluster feeding« – von cluster (englisch: sich anhäufen) und feeding (englisch: Nahrungsaufnahme). Mütter meinen dann schnell, sie hätten nicht genug Milch. Auf Ihre Brust ist aber unbedingt Verlass! Legen Sie Ihr Kind einfach so oft hintereinander an, bis es zufrieden ist. Wechseln Sie dabei immer die Seite. Ihr Kind stillt mit dem »Cluster feeding« einerseits seinen Durst und hilft Ihnen andererseits, sich schneller auf sein größeres Milchmengenbedürfnis einzustellen und den initialen Milcheinschuss angenehmer zu erleben.

Auf das »Cluster feeding« greifen auch ältere Babys nicht nur während eines Wachstumsschubs zurück, sondern auch dann, wenn sie wegen großer Hitze oder trockener Luft besonders durstig sind.

Nur Muttermilch ist wirklich ideal

Zehn bis zwölf Stillmahlzeiten, aber auch mehr, sind ab dem dritten Lebenstag normal, so dass Ihr Kind ungefähr alle zwei bis drei Stunden an die Brust möchte. Es nimmt in den ersten drei Lebensmonaten 150 bis 250 g pro Woche zu. Da Muttermilch sehr leicht verdaulich und ganz an die Bedürfnisse Ihres Kindes angepasst ist, hat sie in 45 bis 90 Minuten den Magen des Babys verlassen. So lange dauert es ungefähr

Keine Panik, wenn Ihr Baby nach der Geburt zuerst einmal abnimmt. Die Natur hat den Kleinen »Proviant« mitgegeben. Gesunde, reif geborene Kinder kommen mit einem Flüssigkeitsüberschuss von zehn Prozent und Nährstoffreserven zur Welt. Zufüttern von Wasser, Tee, Glukoselösung oder künstlicher Säuglingsnahrung ist deshalb nicht notwendig, es kann erfolgreiches Stillen sogar verhindern.

auch, bis Ihre Brust wieder eine entsprechende Menge Milch nachgebildet hat. Durch Zufüttern (außer mit Muttermilch) wird eine angemessene Milchproduktion behindert und das Risiko einer Neugeborenengelbsucht erhöht. Ein anfänglicher Gewichtsverlust von maximal zehn Prozent ist bei reifen, gesunden Neugeborenen tolerierbar. Das Geburtsgewicht sollte spätestens drei Wochen nach der Geburt wieder erreicht sein.

Ihr Baby bekommt genug Milch, wenn es bei ausschließlichem Stillen nach der ersten Lebenswoche sechs bis acht gut nasse Mullwindeln oder vier bis sechs schwere Einmalwindeln pro Tag hat. Die meisten gestillten Babys haben einmal täglich Stuhlgang. Muttermilchstuhl ist cremig bis flockenförmig, gelblich bis bräunlich und riecht nicht unangenehm. Manche Kinder haben nach den ersten Wochen nur einmal innerhalb von zehn Tagen Stuhlgang. Diese Stuhlfrequenz ist normal, solange die Kinder gut gedeihen und immer nasse Windeln haben. Babys, die mit künstlicher Säuglingsnahrung zugefüttert werden, müssen täglich Stuhlgang haben.

Wenn das Baby plötzlich mehr will

Um den zehnten Lebenstag herum hat Ihr Kind den ersten Wachstumsschub. Es braucht jetzt mehr Milch, möchte daher häufiger trinken und regt so die Milchbildung an. Das dauert ein bis drei Tage. Gönnen Sie sich in dieser Zeit Ruhe. Legen Sie sich mit Ihrem Baby gemeinsam oft hin, und vermeiden Sie Besuch. Zufüttern von künstlicher Säuglingsnahrung ist nicht nötig. Weitere Wachstumsschübe treten nach etwa sechs Wochen und drei bis vier Monaten auf.

Säuglinge brauchen keine Flasche

Muss Ihr Baby aus medizinischen Gründen zugefüttert werden, sollte es Ihre abgepumpte oder von Hand entleerte Muttermilch bekommen. Gefüttert wird dann mit Löffel, Becher oder Finger-Feeder (Einmalspritze mit Silikonaufsatz, siehe Bild Seite 31). Flaschensauger, aber auch Schnuller und Brusthütchen

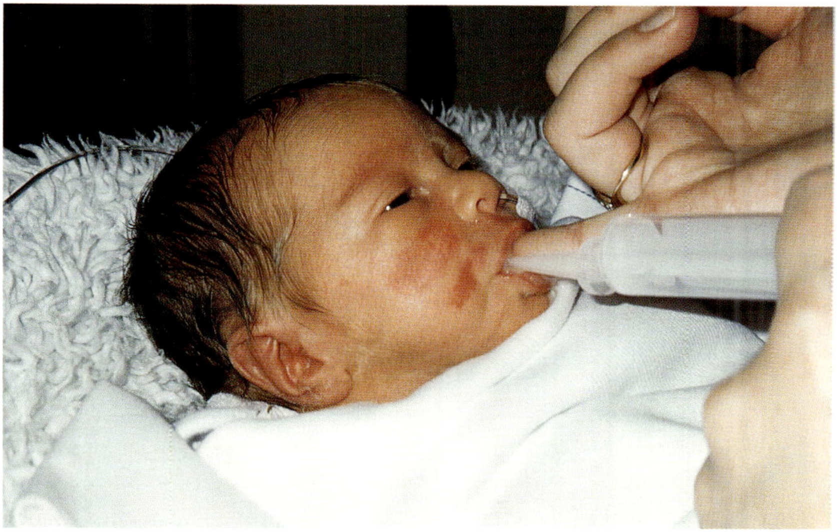

Dies Frühgeborene ist bisher über Magensonde ernährt worden. Man sieht noch den Pflasterabdruck auf der Wange. Nun wird es, wenn die Mutter nicht zum Stillen in der Klinik sein kann, mit dem Finger-Feeder gefüttert.

können bei jungen Babys Saugverwirrung hervorrufen. Sie versuchen an der Brust wie an der Flasche zu trinken und verursachen bei ihren Müttern wunde Brustwarzen.

Außerdem führt dieses Trinkverhalten zu einem Rückgang der Milchproduktion, und das Baby nimmt nicht ausreichend zu. Durch gezieltes Saugtraining, das möglichst früh einsetzen sollte und der Mutter von einer Laktationsberaterin IBCLC (mehr über die Qualifikation dieser Beraterinnen auf Seite 91) gezeigt werden kann, wird diesen saugverwirrten Kindern und ihren Müttern oft geholfen. Das Zufüttern lassen Sie sich bitte von einer mit den alternativen Fütterungsmethoden für Stillkinder erfahrenen Schwester, Hebamme oder Laktationsberaterin IBCLC zeigen.

Kann ein Stillkind für längere Zeit nicht gestillt werden, kommt meist der Finger-Feeder zum Einsatz. Auch Saugtraining wird in der Regel mit einem Finger-Feeder durchgeführt. Becher- und Löffelfütterung sind für kurze Zeit geeignet, weil die Kinder unruhig werden, wenn ihr Saugbe-

Wird die Milch mit dem Löffel gefüttert, sollte das Baby in eine möglichst aufrechte Haltung gebracht werden. Es bekommt Milch, wenn es den Mund weit öffnet.

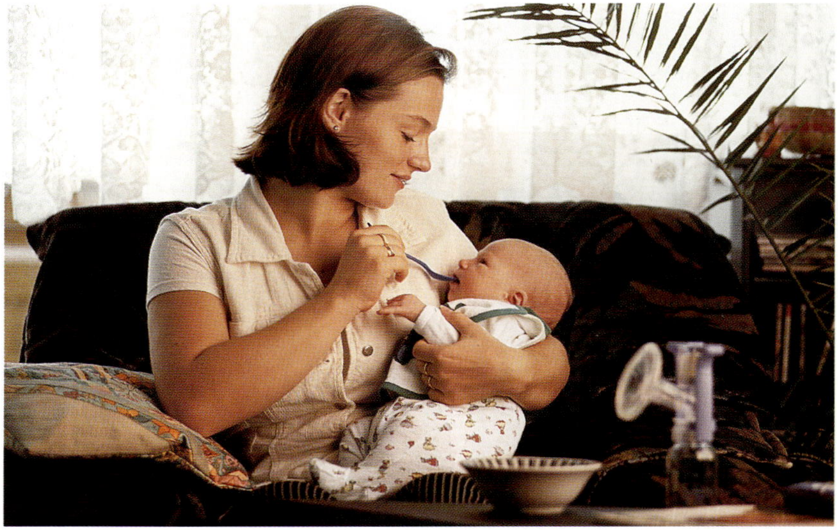

dürfnis nicht befriedigt wird. Ist Ihr Baby älter als sechs Wochen, hat sich sein Saugmuster gefestigt, und es kann zwischen Stillen und Trinken an einem Sauger meist gut unterscheiden. Wenn es sein muss, können Sie Ihrem Kind nun auch ab und zu einen Schnuller geben.

»Verwöhnte« Stillkinder

Sie müssen sich in den Wochen nach der Entbindung vor allem von Schwangerschaft und Geburt erholen. Und kaum jemand hilft Ihnen, damit und mit all den neuen Anforderungen fertig zu werden. In dieser anstrengenden Zeit überlegen Sie sicher ab und an, ob Ihr Baby wirklich immer sofort Ihre Zuwendung braucht, wenn es mal schreit. Sicher sagen Ihnen auch viele Leute, Sie würden Ihr Kind verwöhnen, weil Sie sich so intensiv darum kümmern.

Ein Kind kann man im ersten Lebensjahr nicht verwöhnen! Ganz im Gegenteil: Die Bedürfnisse, die in frühester Kindheit befriedigt wurden, müssen im späteren Leben nicht anderweitig erfüllt werden.

Die Zeit, die Ihr Kind Sie und auch Ihren Partner so sehr in Anspruch nimmt, ist schnell vergangen. Gönnen Sie Ihrem Kind diese intensive Betreuung, gerade auch durch das Stillen. Es lohnt sich für die ganze Familie!

Gerade durch das Trinken an der Brust werden alle Grundbedürfnisse des Babys im wahrsten Sinne des Wortes gestillt. Diese positive Erfahrung hat einen günstigen Einfluss auf das Selbstbewusstsein Ihres Kindes und seinen Umgang mit anderen Menschen.

Früh abgestillt – das muss nicht das Ende sein

Haben Sie, aus welchen Gründen auch immer, früh abgestillt und möchten nun wieder mit dem Stillen anfangen, legen Sie Ihr Baby einfach an. Es regt so Ihre Brust an, wieder Milch zu bilden. Benutzen Sie ein Brusternährungsset, bis Ihre Milchproduktion wieder ausreichend in Gang gekommen ist. Mit Hilfe dieses Sets wird Ihrem Kind, während es an der Brust trinkt, Nahrung zugefüttert. Es ist nicht frustriert, weil es noch nicht ausreichend Milch aus Ihrer Brust bekommt, und stimuliert dabei außerdem die Milchbildung. Informationen zum Einsatz des Brusternährungssets bekommen Sie z.B. bei Stillberaterinnen (Adressen im Anhang Seite 93)

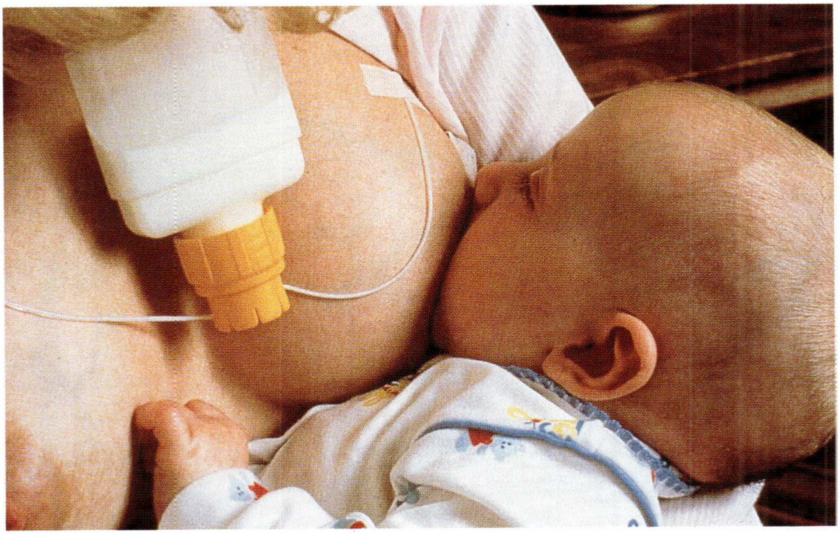

Beim Stillen mit dem Brusternährungsset kann das Baby durch zwei dünne, an der Brust der Mutter festgeklebte Schläuche direkt beim Stillen zugefüttert werden.

Besondere Still-situationen meistern

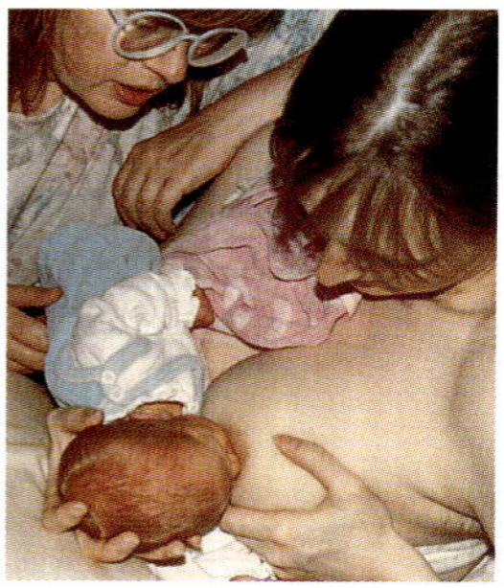

Richtige Information und einfühlsame Hilfe sind wichtig, um Stillprobleme zu überwinden oder schwierige Stillsituationen zu bewältigen.

Typische Stillprobleme: Ursachen und Lösungen

Nicht immer verläuft die Stillbeziehung so, wie Sie sich das gewünscht haben. Aber auch in unüblichen oder schwierigen Situationen ist Stillen der Ernährung mit künstlicher Säuglingsnahrung auf jeden Fall vorzuziehen. Das Stillmanagement muss lediglich der Situation angepasst werden. Lassen Sie sich in einem solchen Fall von einer Stillexpertin informieren, beraten und unterstützen (Adressen finden Sie im Anhang auf Seite 93).

Wunde Brustwarzen, ein Milchstau oder auch häufige Bauchschmerzen des Babys nach dem Trinken – solche und ähnliche Stillprobleme treten bei den meisten Frauen irgendwann im Laufe der Stillzeit auf. Sie können meist behoben werden und sind in der Regel kein Grund, mit dem Stillen aufzuhören und auf künstliche Säuglingsnahrung umzusteigen. Je eher Sie sich fachkundige Hilfe holen, desto besser. Eine Faustregel sagt: Solange ein Stillproblem besteht, solange dauert es ungefähr auch, bis es wieder verschwunden ist.

Kleine Individualisten

Babys haben ganz unterschiedliche Trinkverhalten an der Brust, und manchmal sind Sie vielleicht verunsichert, ob die Art, wie Sie Ihr Baby stillen, richtig ist. Manche Babys trinken zügig und konzentriert und legen dann eine längere Stillpause ein, andere machen immer wieder Pausen, schauen ihre Mutter an und brauchen recht lange für eine Mahlzeit.

Wieder andere lassen die Brust nach einer Weile los, so dass man denkt, sie seien satt. Sie möchten aber dann doch noch ein- oder zweimal »Nachschlag«, ehe sie wirklich zufrieden sind. Manche Babys ändern ihr Stillverhalten auch, wenn sie älter werden. All das ist normal, solange Sie und Ihr Baby sich wohl fühlen.

Verletzungen an Brustwarzen und Warzenhöfen

Recht lästig und schmerzhaft können Stillprobleme sein, wie zum Beispiel wunde Brustwarzen, Risse und Schrunden (Rhagaden) an der Brustwarze oder am Warzenhof. Sie sind auch der häufigste Abstillgrund. Verletzungen an Brustwarzen oder Warzenhöfen treten meist in den ersten Wochen der Stillzeit auf. Oft entstehen sie durch ungünstige Stillpositionen, falsches Anlegen, falsches Trinkverhalten oder ein zu kurzes, festes Zungenbändchen beim Kind.

Das A und O beim Stillen sind richtige Stillposition und korrektes Anlegen. Achten Sie deshalb beim Positionieren darauf, dass Ihr Baby hoch an der Brust liegt, sein Mund auf Höhe Ihrer Brustwarze ist, es den Kopf beim Stillen nicht drehen muss und beim Anlegen den weit geöffneten Mund »voll Brust« hat. Ihr Baby muss eng an der Brust liegen. Das Baby oder Ihr Arm, der es hält, sollte durch feste Kissen gut abgestützt sein.

Oft liegt das Kind am Anfang einer Stillmahlzeit hoch genug, rutscht aber während des Stillens immer

Babys, die an der Brust hängen, ziehen das Brustgewebe durch ihr Gewicht in die Länge: So können Ihre Brustwarzen wund werden oder Rhagaden – das sind kleine Risse in der Haut – entstehen.

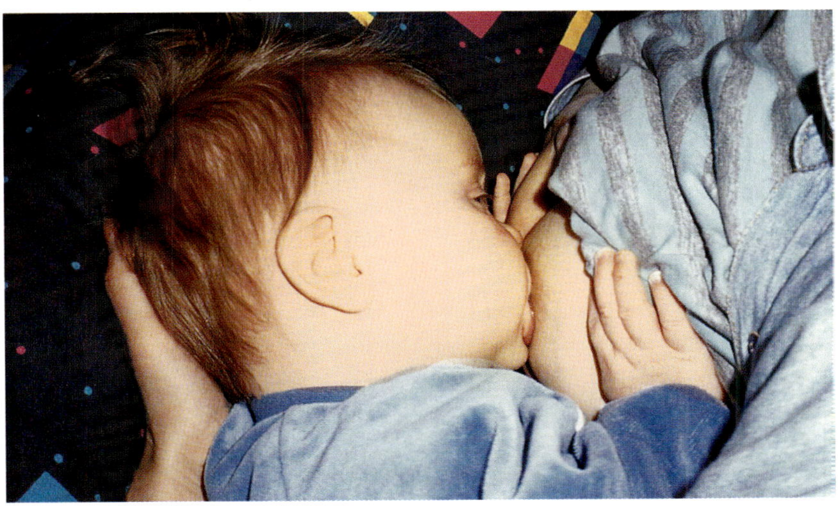

Ist das Baby richtig angelegt, können Stillprobleme fast immer vermieden werden. Wichtig ist, dass Mutter und Baby es bequem haben und dass das Baby den Mund weit öffnet, Pausbacken und »den Mund voll Brust« hat.

Um wunde Brustwarzen zu vermeiden, sollten Sie Ihre Brust nicht von der Nase Ihres Babys wegdrükken. Keine Sorge, es bekommt auch so genug Luft!

weiter nach unten, weil der Arm der Mutter nicht ausreichend gestützt ist und langsam müde wird. Das vermeiden Sie, indem Sie sich beim Anlegen nicht über Ihr Kind beugen, sondern sich bequem zurücklehnen und Ihr Kind schnell an sich heranziehen, wenn es zu trinken beginnen will. Stopfen Sie dann noch ein Kissen unter Ihren Arm.

Sie brauchen Ihre Brust nicht mit dem Finger von der kleinen Babynase wegzuhalten. Durch den Druck des Fingers auf das Brustgewebe verändert sich lediglich die Position Ihrer Brustwarze im Mund Ihres Babys, was bei Ihnen wunde Brustwarzen verursachen kann und dem Baby das Trinken erschwert. Ihr Kind sollte mit Nase, Kinn oder beiden die Brust berühren. Die Nasenflügel Ihres Babys sind nämlich so gewölbt, dass es beim Trinken ausreichend Luft bekommt. Würde es wirklich nicht gut atmen können, würde es die Brust einfach loslassen.

Wenn Sie trotzdem ein bisschen Angst haben, dass Ihr Kleines schlecht atmen kann, ziehen Sie einfach seinen Po näher an sich heran, so bekommt es auf jeden Fall genug Luft.

Richtig trinken will gelernt sein

Sie haben Stillpositionen und Anlegen überprüft und evtl. auch korrigiert, und trotzdem heilen Ihre wunden Brustwarzen nicht? Dann nehmen Sie Kontakt mit einer Laktationsberaterin IBCLC auf, die feststellen kann, ob Ihr Kind ein falsches Saugverhalten zeigt, und wenn nötig Saugtraining mit ihm durchführt. Oft kommt es zu einem falschen Trinkverhalten an der Brust, wenn das Baby es gewöhnt ist, an der Flasche zu trinken. Hierbei muss es nämlich eine völlig andere Trinktechnik anwenden: Während es zum Trinken an der Brust möglichst viel Brustgewebe in den Mund nehmen muss, spitzt das Baby beim Trinken an der Flasche die Lippen, um zu verhindern, dass der Sauger zu weit in den Mund gerät und den Würgereflex auslöst. Es drückt außerdem den Sauger mit der Zunge gegen den Gaumen. So kann es den ständigen Milchfluss aus der

Flasche unterbrechen, um ungehindert zu atmen. Dadurch liegt die Zunge hinter der unteren Zahnleiste. Das Baby saugt häufig mit eingezogenen Wangen wie ältere Kinder und Erwachsene an einem Strohhalm.

Versucht nun das Baby, an der Brust wie an der Flasche zu trinken, kann es die Milchseen der Brust mit der Zunge nicht richtig entleeren und bekommt dadurch nicht genug Milch. Es stimuliert die Brust mit dieser Trinktechnik nicht zu ausreichender Milchproduktion und verursacht durch die falsche Zungenbewegung außerdem wunde Brustwarzen, unter Umständen auch Risse (Rhagaden).

Milchstaus und Brustentzündungen können ebenfalls Folge eines falschen Saugverhaltens sein, da die Brust auf diese Weise nicht ausreichend geleert wird.

Zu kurzes Zungenbändchen

Kann Ihr Baby nicht richtig trinken, kann das auch daran liegen, dass sein Zungenbändchen zu kurz und zu fest ist. Ob das der Fall ist, erkennen Sie, wenn Ihr Baby versucht, die Zunge herauszustrecken oder wenn es schreit: Bei einem zu kurzen und festen Zungenbändchen ist dann die Zungenspitze wie ein Herz eingekerbt.

Das Baby kann in diesem Fall nicht die Zunge über die untere Zahnleiste legen. Das verursacht wunde Brustwarzen bei Ihnen und oft auch schlechtes Gedeihen und Unzufriedenheit beim Baby.

Suchen Sie sich eine Ärztin, die Ihrem Kind das Zungenbändchen durchtrennt. Legen Sie Ihr Baby gleich nach dem Schnitt an. Das stoppt die Blutung, tröstet und lässt den Schmerz schnell vergessen.

So heilen wunde Brustwarzen schnell

Haben Sie trotz aller Vorsicht wunde Brustwarzen bekommen, müssen Sie auf keinen Fall abstillen. Im Kasten auf Seite 38 finden Sie Tipps und Informationen, die Ihnen in dieser Situation helfen.

Möchten Sie wegen zu starker Schmerzen mit den wunden Brustwarzen nicht stillen oder erbricht Ihr Baby, weil es Blut schluckt, legen

Wunde Brustwarzen sind kein Grund, das Stillen zu beenden. Wie Sie die rasche Heilung unterstützen können, lesen Sie im Kasten auf der nächsten Seite.

Sie eine Stillpause ein. Entleeren Sie Ihre Brust dafür ein bis zwei Tage lang vorsichtig mit der Hand (siehe Seite 67). Tun Sie das genau so oft, wie Ihr Baby normalerweise trinken würde, um eine gleichbleibende Milchproduktion aufrechtzuerhalten. Füttern Sie Ihrem Kind die abgepumpte Muttermilch in dieser Zeit am besten mit einem Löffel, Becher oder Finger-Feeder und nicht mit der Flasche, besonders wenn es noch sehr jung ist (siehe Seite 30).

Heilen wunde Brustwarzen trotz richtigen Positionierens, Anlegens und richtigen Saugverhaltens des Babys nicht oder treten sie in der späteren Stillzeit auf, haben Sie vermutlich eine Pilzinfektion, genannt Soor. Die Haut auf Brustwarzen und Warzenhof sieht dabei oft rosa-lila und perlmuttartig aus, ist trocken bis schuppig und juckt eventuell. Konsultieren Sie Ihre Frauenärztin, die Ihnen ein Antimykotikum nicht nur für Ihre Brust, sondern auch zum Auspinseln des Babymundes verschreiben wird. Bei einer Soorinfektion werden Sie und Ihr Baby behandelt. Wird nur die Brust behandelt, werden nämlich die Pilze auf die Schleimhäute im Mund Ihres Babys übertragen und wandern dann mit dem so genannten Ping-Pong-Effekt immer zwischen Brust und Babymund hin und her. Helfen äußerliche Mittel nicht, und haben Sie während und zwischen

ERSTE HILFE GEGEN WUNDE BRUSTWARZEN

- **Wechseln Sie häufig die Stillpositionen, um nicht dauernd die wunde Stelle zu belasten.**
- **Brustwarzenschoner, die Sie in Apotheken kaufen können, lassen auch zwischen den Stillmahlzeiten Luft an die Brustwarzen und Warzenhöfe. Sie verhindern, dass Kleidung an den Rhagaden festklebt oder die Brustwarzen durch den BH zusammengedrückt werden und sich Schorf bildet, der dann beim Stillen durch das Langziehen der Brustwarzen im Mund Ihres Kindes wieder aufgerissen wird.**
- **Beginnen Sie die Stillmahlzeit auf der weniger schmerzenden Seite.**
- **Lassen Sie nach dem Stillen das Milch-Speichel-Gemisch immer auf der Brustwarze antrocknen und die Brust noch etwas unbekleidet.**
- **Tragen Sie Wolle-Seide-Stilleinlagen und wechseln Sie sie, sobald sie nass sind.**
- **Verwenden Sie keine Heilsalben oder Cremes, sondern gereinigtes Wollfett wie Lansinoh® oder Purelan®, das Sie dick auf die Rhagaden auftragen, oder benutzen Sie Hydrogel-Stilleinlagen.**

den Stillmahlzeiten stechende Schmerzen in der Brust, müssen Sie höchstwahrscheinlich ein Pilzmittel einnehmen, da sich die Pilze auch innerhalb Ihres Körpers breit gemacht haben.

Milchstau: Nur mit Ruhe zu überwinden

Wenn Ihre Brust an einer Stelle schmerzt, druckempfindlich und eventuell gerötet ist, Sie einen kleinen Knoten tasten können oder ein größerer gestauter Bereich in der Brust fühlbar ist, handelt es sich wahrscheinlich um einen Milchstau. Er entsteht durch zu lange Stillpausen, Druck auf einer Stelle des Drüsengewebes oder durch nicht ausreichendes Abtrinken der Milch.

Es ist möglich, dass Sie erhöhte Temperatur oder leichtes Fieber haben, auch grippeähnliche Symptome können auftreten. Ausruhen ist jetzt die erste Mutterpflicht. Stillen Sie Ihr Baby häufig, an der gestauten Brust zuerst, mit dem Unterkiefer des Kindes in Richtung Stau, weil es dann dort die Brust am effektivsten entleert.

Feuchtwarme Umschläge vor dem Stillen helfen, den Stau zu lösen. Achten Sie auf gute Stillpositionen und vor allem auf korrektes Anlegen, damit Ihr Baby die Brust optimal entleeren kann. Kühlen Sie nach den Stillmahlzeiten ungefähr 20 Minuten mit kalten, nassen Tüchern, Beuteln mit gefrorenen Erbsen oder Kirschkernen, wenn Ihnen das angenehm ist. Legen Sie Gefrorenes nicht direkt auf die Brust auf, sondern umwickeln Sie es unbedingt immer mit einem Tuch, damit durch die Kälte das Gewebe nicht geschädigt wird.

Brustentzündung: Jetzt gehören Sie ins Bett

Eine Brustentzündung (Mastitis) kann sich langsam aus einem Milchstau entwickeln oder plötzlich auftreten, wenn sich Bakterien, in der Regel Staphylokokkus aureus, zu stark vermehren. Die Brust ist gespannt, heiß, druckempfindlich und an einer Stelle hart und gerötet. Die Entzündung sitzt häufig im oberen oder unteren äußeren Bereich der Brust. Im allgemeinen tritt Fieber mit grippeähnlichen

Beachten Sie bei einer Pilzinfektion wie Soor sehr sorgfältig alle nötigen Hygienemaßnahmen, über die Sie Ihre Ärztin informieren wird.

Für Ihr Baby ist die Milch aus der entzündeten Brust in der Regel nicht schädlich. Wenn es nicht an dieser Seite trinken möchte, liegt das wahrscheinlich am stark erhöhten Salzgehalt in der Brust. Pumpen Sie einmal oder mehrmals sorgfältig ab. Vertrauen Sie darauf, dass Ihr Kind diese Seite wieder nehmen wird, sobald die Entzündung abgeklungen ist.

Symptomen auf, die sehr stark sein können. Stillen Sie auf alle Fälle weiter, weil das das Abheilen der Entzündung unterstützt. Abstillen bringt in der Regel weitere gesundheitliche Probleme mit sich. Bei einer Brustentzündung ist Bettruhe erforderlich: Sie sind ernsthaft erkrankt! Sie brauchen unbedingt Hilfe für den Haushalt und die Versorgung des Babys.

Stillen Sie so oft wie möglich, mindestens alle eineinhalb bis zwei Stunden. Legen Sie Ihr Baby so an, dass sein Kinn zur geröteten Stelle zeigt, und beginnen Sie an der entzündeten Seite. Nach und vor dem Stillen legen Sie wie beim Milchstau Umschläge auf: vor dem Stillen feuchtwarme, danach kühle (siehe Seite 39).

Kann Ihr Baby nicht genug Brustgewebe beim Anlegen erfassen, pumpen Sie mit einer elektrischen Pumpe oder einer Handpumpe (siehe Seite 66) so lange, bis das Gewebe um den Warzenhof weich genug ist und das Baby angelegt werden kann. Bei entzündeter Brust ist es angenehmer zu pumpen, als die druckempfindliche Brust von Hand zu entleeren. Die Brust sollte gründlich geleert werden, was eine Stunde oder länger dauern kann. Wechseln Sie dabei alle zehn Minuten die Seite. Trinken Sie viel, da Sie aufgrund des hohen Fiebers einen starken Wasserverlust haben.

Bessert sich Ihr Zustand innerhalb von 24 bis 48 Stunden nicht oder verschlechtert er sich nach 24 Stunden, wenden Sie sich an Ihre Frauenärztin, die Ihnen ein Antibiotikum verschreibt. Wirkt das Antibiotikum nicht innerhalb von 48 Stunden, muss der Keim bestimmt werden, der die Brustentzündung verursacht hat und ein entsprechendes Medikament angewendet werden.

Gehen Sie mit einer Brustentzündung nicht leichtfertig um: Wird sie zu spät oder gar nicht behandelt, kann sich unter Umständen ein Abszess daraus entwickeln.

Ein Abszess ist eine abgekapselte Eiteransammlung im Gewebe. Er sollte chirurgisch geöffnet oder punktiert und wenn nötig gespült werden. Liegt der Einschnitt so weit wie möglich von der Brustwarze entfernt, wird zukünftiges Stillen nicht unnötig erschwert. Außerdem kann so die Pumpe besser angesetzt werden, denn die operierte Brust muss weiterhin geleert werden. Die Milchbildung hört ja nicht plötzlich auf. Wenn Sie möchten und der Schnitt gut mit Verbandsmaterial abgedeckt ist, können Sie Ihr Baby in den meisten Fällen auch weiterstillen. Dabei kann für einige Zeit Milch aus der Operationswunde austreten, was das Stillen aber nicht beeinträchtigt und die Wundheilung unterstützt.

Wenn nicht genug Milch da ist

Vielleicht haben Sie ab und an die Befürchtung, nicht genug Milch für Ihr Baby zu haben. Gedeiht Ihr Kind nicht so, wie es sollte, wird Ihnen wahrscheinlich von allen möglichen Leuten sehr schnell empfohlen, künstliche Säuglingsnahrung zuzufüttern. Dabei bringt in den meisten Fällen eine Änderung der Stillhandhabung den gewünschten Erfolg! Überprüfen Sie darum als erstes die Stillpositionen und das korrekte Anlegen (siehe ab Seite 22). Sind Stillpositionen und Anlegen optimal, und Sie haben immer noch das Gefühl, Ihr Baby bekommt zu wenig Milch, »kurbeln« Sie ganz einfach die Milchproduktion etwas an: Erhöhen Sie dazu die Zahl der Stillmahlzeiten, und lassen Sie Ihr Baby die Mahlzeit beenden. Wechseln Sie während einer Stillmahlzeit mehrmals die Seiten und die Stillposition. Lassen Sie von einer Stillexpertin, zum Beispiel einer Laktationsberaterin IBCLC (Adressen siehe Seite 93) das Saugverhalten Ihres Kindes überprüfen und gegebenenfalls ein Saugtraining durchführen. Ihr Baby sollte sein Saugbedürfnis nur an der Brust stillen, um sie zu ausreichender Milchbildung anzuregen.

Wenn die Milch zu reichlich fließt

Manche Frauen haben das Gefühl, ständig mehr Milch zu haben, als ihr Baby trinken kann. Produziert Ihre Brust zu viel Milch und ist sie häufig hart und druckempfindlich, stillen Sie zu jeder Mahlzeit nur an einer Seite, nicht an beiden. Bis sich Ihr Körper daran gewöhnt hat, weniger Milch zu bilden, entleeren Sie mit der Hand etwas Milch (siehe Seite

Geben Sie Ihrem Baby bitte keinen Schnuller, bis es wieder gut zugenommen hat und Sie sicher sind, dass es das auch weiterhin tun wird.

67) aus der anderen Brust. So verhindern Sie einen Milchstau. Um die Milchmenge etwas einzuschränken, können Sie außerdem täglich bis zu vier Tassen Salbeitee trinken.

Zu viel Milch auf einmal

Lässt Ihr Kind zu Beginn einer Stillmahlzeit die Brust immer wieder los und fängt dabei an zu weinen, ist vielleicht Ihr Milchspendereflex anfangs zu stark. Ihr Kind bekommt dann so viel Milch in den Mund, dass es das Gefühl hat, an der Brust ertränkt zu werden.

Hilfreich kann es sein, Ihr Baby etwas aufrechter im Rückengriff, im Hoppe-Reiter-Sitz oder mit dem Australiagriff zu stillen. Dazu legen Sie sich weit nach hinten. Ihr Baby liegt auf Ihrem Bauch und erfasst die Brust von oben. Sie können seine Stirn mit Ihrer Handfläche stützen, damit es den Kopf nicht die ganze Stillmahlzeit über selbst halten muss. Dabei ruht Ihr Ellbogen auf der Unterlage. Ihre Milch spritzt in dieser Position gegen die Schwerkraft in den Mund Ihres Babys und läuft ihm nicht gleich den Rachen hinunter.

Bitte die Brust nach dem Stillen nicht trockenföhnen, denn ein Fön pustet Dreck und Keime, die sich schnell auf dem Lufteinzuggitter festsetzen, auf Ihre Brust.

Besondere Brustwarzenformen

Frauen mit Flach-, Schlupf- oder Hohlwarzen sind oft unsicher, ob sie überhaupt stillen können. Besondere Warzenformen sind jedoch weder ein Stillhindernis noch ein Grund, mit Hütchen zu stillen. Meistens treten Flach- und Schlupfwarzen kurz vor der Geburt oder auch, wenn das Baby an der Brust saugt, etwas weiter hervor. Tun sie das nicht, ist das auch kein Abstillgrund: Ihr Baby trinkt an der Brust, nicht nur an der Brustwarze.

Eine Stillfachfrau kann Ihnen helfen, sollten doch Probleme beim Stillen auftreten.

Schlupf- und Hohlwarzen sollten trocken sein, bevor sie sich nach einer Stillmahlzeit wieder ins Brustgewebe zurückziehen. Im feuchtwarmen »Inneren« gedeihen Keime nämlich besonders gut – das kann zu Entzündungen führen. Drücken Sie Ihre Brustwarzen nach der Stillmahlzeit unterhalb des Übergangs von der Brustwarze zum Warzenhof zusammen, und fächeln Sie sie trocken.

Stillen ist fast immer möglich

Manche Babys brauchen den Reiz der Brustwarze an ihrem Saugzentrum am Gaumen (siehe hierzu Seite 15), um mit dem Trinken an der Brust zu beginnen. In diesem Fall tragen Sie am besten Brustwarzenformer, die Sie in allen Apotheken kaufen können.

Direkt vor dem Stillen benutzen Sie am besten eine Handpumpe oder eine 10-ml-Einmalspritze, bei der der Konus abgeschnitten und der Kolben verkehrt herum eingesteckt wurde, um die Brustwarze weiter herauszuholen. Ein Baby gewöhnt sich in der Regel sehr schnell an die besondere Brustwarzenform seiner Mutter und kommt dann gut damit zurecht, wenn kein stärkerer Saugreiz durch Brusthütchen, Schnuller oder Flaschensauger angeboten wird.

Wenn ein Brusthütchen die letzte Möglichkeit vor dem Füttern mit der Flasche ist, sollten Sie es nur nach Beratung und Anweisung einer Stillexpertin benutzen. Sie hilft Ihnen auch dabei, wieder ohne Hütchen zu stillen.

Das Weiterstillen mit Brusthütchen kann dazu führen, daß Ihre Milchmenge zurückgeht, da Ihr Baby mit Hütchen nicht mehr den direkten und damit effektiven Kontakt zur Brust hat.

Mütter mit Flach-, Schlupf- oder Hohlwarzen sollten jedoch ihre Babys unbedingt immer mit dem Becher füttern, wenn Zufüttern notwendig ist, damit die Kinder sich nicht an einen starken Reiz an ihrem Saugzentrum gewöhnen, den sie durch das Trinken an der Mutterbrust nicht kennen.

Sie können schon in der Schwangerschaft, aber auch noch nach der Geburt beginnen, Brustwarzenformer zu benutzen. Tragen Sie diese dann am besten immer zwischen den Stillmahlzeiten, damit die Brustwarzen stärker hervortreten.

Medikamente und Stillen

Sie werden im Laufe der Stillzeit vielleicht einmal Medikamente nehmen müssen. Häufig halten Ärztinnen Medikamenteneinnahme und Stillen für nicht vereinbar und raten daher im Interesse von Mutter und Kind zum Abstillen. Unzureichende und auch falsche Informationen auf Beipackzetteln und in Fachbüchern lassen den Eindruck entstehen, es gäbe kaum Medikamente, die stillende Mütter nehmen können. Auch werden die Probleme des plötzlichen Abstillens oft unterschätzt. Für fast alle Krankheiten gibt es Medikamente, die während der Stillzeit ohne Risiken für das Kind genommen werden können. Natürlich muss vorher immer Rücksprache mit der Ärztin gehalten werden. Das gilt auch für Medikamente, die frei verkäuflich sind, für die Sie also kein Rezept benötigen.

Abstillen muss nicht sein!

Es ist klar, dass in der Stillzeit unnötige Arzneimittelgaben vermieden und nur Medikamente gewählt werden, von denen man weiß, dass sie keine oder nur geringe Nebenwirkungen haben und Ihr Baby nicht schädigen werden.

Im Allgemeinen reagieren ältere Säuglinge nicht so empfindlich auf Medikamente wie Neugeborene. Frühchen können stärker von Wirkstoffen beeinflusst werden als reif geborene Kinder. Bei manchen Arzneien wird Ihr Baby genauer von der Kinderärztin überwacht werden, um negative Auswirkungen der Wirkstoffe zu vermeiden. Das trifft vor allem bei solchen Medikamenten zu, die Sie längere Zeit einnehmen müssen.

In einigen Fällen ist das Stillen tatsächlich nicht mit der Medikamenteneinnahme vereinbar. Das gilt für Medikamente, die das Zellwachstum hemmen, die Immunität unterdrücken oder die radioaktiv sind. Allerdings ist die Wahrscheinlichkeit sehr gering, dass Sie während der Stillzeit solche Medikamente einnehmen müssen.

Sagen Sie Ihrer Ärztin, dass Sie stillen und dass Sie weiterstillen möchten – trotz Medikamenten. Bei Unklarheiten können Sie Ihre Ärztin auf ein sehr gutes Nachschlagewerk hinweisen, das Sie im Anhang auf Seite 93 finden.

Für kurze Zeit abpumpen

Es besteht auch immer die Möglichkeit, die Milch abzupumpen und sie zu verwerfen, wenn Sie für kurze Zeit bestimmte Medikamente nehmen müssen, die sich nicht für stillende Mütter eignen. Sie halten auf diese Weise die Milchbildung in Gang und können Ihr Kind nach Abschluss der Medikamenteneinnahme weiterstillen.

Sie sehen, Sie können in der Regel weiterstillen, auch wenn Sie krank sind und Medikamente nehmen müssen. Zusammen mit Ihrer Haus-, Frauen- oder Kinderärztin werden Sie sicher für sich und Ihr Kind die beste Lösung finden.

Babys sind kleine Individualisten

Jedes Baby ist eine kleine Persönlichkeit: So gibt es auch kleine »Schlafmützen« unter ihnen. Scheint Ihr Baby jedoch ständig zu schläfrig zu sein, um ausreichend an der Brust zu trinken, kann das auch andere Ursachen haben.

Vielleicht mussten Sie während der Geburt schmerzstillende Medikamente einnehmen oder gespritzt bekommen. Ihr Baby kann dann unter Umständen noch Wochen nach der Geburt ein ungenügendes Saugverhalten zeigen. Eine gute Stillposition und korrektes Anlegen ist in diesem Fall ganz besonders wichtig.

Von kleinen Schlafmützen ...

Ist Ihr Baby oft schläfrig, wecken Sie es durch Entkleiden, Windelwechsel oder eine leichte Fußmassage. Oder Sie setzen sich Ihr Kind auf den Schoß, so dass es Sie ansieht. Beugen Sie es langsam nach hinten, bis sein Kopf sich etwas unter der Waagerechten befindet. Setzen Sie es langsam wieder auf und wiederholen Sie diese Bewegungen mehrmals.

So fließt mehr Blut zum Gehirn, und Ihr Baby wird langsam wacher. Macht Ihr Baby aber einen apathischen Eindruck, gehen Sie zu Ihrer Kinderärztin, und lassen Sie es von ihr untersuchen.

... und winzigen Nimmersatten

Es gibt auch Babys, die an der Brust alles andere als müde oder schlapp sind: Ist Ihr Kleines sehr gierig, sind möglicherweise die Abstände zwischen den Stillmahlzeiten zu lang, so dass Ihr Kind sehr hungrig ist. Stillen Sie häufiger, achten Sie auf gute Stillpositionen und korrektes Anlegen, und lassen Sie das Baby grundsätzlich die Mahlzeiten selbst beenden.

Es gibt während der Stillzeit immer wieder Phasen, in denen das Kind plötzlich viel öfter trinken möchte. Manche Mütter glauben dann, sie hätten zu wenig Milch für ihr wachsendes Baby, oder sie sind verzagt, weil der schön eingespielte Rhythmus nun plötzlich wieder völlig auf

Kann Ihr Kind auch bei Änderung der Stillhandhabung nicht genug Milch aus der Brust bekommen, entleeren Sie Ihre Brust mit einer Pumpe oder von Hand. Ihre Milch füttern Sie Ihrem Kind mit Löffel, Becher oder Finger-Feeder zu, bis es ihm wieder besser geht und es nach Bedarf gestillt werden kann.

Nachmittags ist der Fettgehalt der Muttermilch geringer als früher am Tag, so dass Ihr Kind häufiger seine Energiereserven auffüllen muss. Auch das kann möglicherweise die Ursache dafür sein, dass Ihr Baby am Spätnachmittag oder Abend besonders unruhig oder hungrig ist.

den Kopf gestellt wird. Dabei ist diese Situation ganz normal: Ihr Baby hat einen Wachstumsschub und braucht einfach mehr Milch (siehe Seite 30).

Babys scheinen häufig auch in den Spätnachmittag- und Abendstunden unersättlich zu sein. Das kann daran liegen, dass auch für Ihr Baby der Tag anstrengend und stressig war und es nicht richtig zur Ruhe findet. Manchmal weiß das Baby in dieser Situation gar nicht, was ihm nun eigentlich gut tun würde. Da ist Mamas Brust der beste Trost. Geben Sie Ihrem Kind, wenn es unruhig ist, Körperkontakt und die Brust, und tragen Sie – oder jemand anderes – es herum. Je älter Ihr Baby wird, desto mehr verliert sich die Unruhe am Abend.

Wenn Babys Bauch schmerzt

Schreit Ihr Baby immer mal wieder während des Tages und auch während der Stillmahlzeiten, zieht es die Beine an, verkrampft sich oder beugt sich nach hinten, leidet es eventuell unter Blähungen oder Koliken. Die Ursachen sind vielfältig. Die so genannten Dreimonatskoliken werden wahrscheinlich häufig durch eine Unreife des Magen-Darm-Systems ausgelöst, die sich im Laufe der ersten drei Lebensmonate auswächst. Als erste Hilfe haben sich bewährt:

- Tragen Sie das Baby im Fliegergriff, im Tragetuch oder Tragesack. Durch passive Bewegung entspannt sich Ihr Baby, so dass Blähungen und Verspannungen im Magen-Darm-Bereich sich leichter lösen.
- Wärme auf dem Bauch, zum Beispiel durch das Auflegen eines Kirschkernsäckchens oder einer Wärmflasche.
- Hopsen Sie mit Ihrem Baby im Arm auf einem großen Gymnastikball.
- Bauchmassage im Uhrzeigersinn, eventuell mit etwas Kümmelöl oder Windsalbe aus der Apotheke.

Überprüfen Sie außerdem, wie lange, wie oft und in welcher Haltung Sie stillen. Häufige, kleine Mahlzeiten sind oft leichter verdaulich. Legen Sie Ihr Kind korrekt an. Das beugt dem Luftschlucken vor. Auch eine ganz waagerechte Stillposition hilft dem Baby, Atmung,

Saugen und Schlucken besser in Einklang zu bringen. Das ist vor allem wichtig, wenn Sie einen sehr starken Milchspendereflex haben.

Sehr viel seltener als angenommen reagieren Babys mit Bauchschmerzen auf das, was die Mutter zu sich genommen hat (siehe Seite 76). Haben Sie trotzdem den Verdacht, dass Ihr Kind bestimmte Nahrungsmittel nicht verträgt, die Sie essen, lassen Sie diese einfach einige Tage weg und beobachten Sie, ob sich der Zustand Ihres Babys bessert.

Leben mit einem Schreihals

Einige Babys sind im wahrsten Sinne des Wortes Schreikinder. Sie schreien mehrere Stunden am Tag ununterbrochen und sind durch nichts zu beruhigen. Da Babys von Natur aus so schreien, dass es für Erwachsene auf die Dauer nicht auszuhalten ist, ist ein Schreikind eine ungeheure Belastung für die Eltern.

Lassen Sie von Ihrer Kinderärztin abklären, ob eine körperliche Ursache, evtl. ein so genanntes KISS (= Kopfgelenk-Induzierte Symmetrie-Störung), für das häufige Schreien vorliegt. Ist das Kind gesund, versuchen Sie Strategien zu entwickeln, um mit diesem Verhalten einigermaßen leben zu können. Sehr hilfreich ist es, sich an speziell für diese Problematik ausgebildete Fachfrauen zu wenden (eine Adresse finden Sie im Anhang auf Seite 94). In Gesprächen werden Möglichkeiten aufgezeigt, wie Ihre Familie mit dieser besonderen Situation umgehen kann und wie Sie Ihrem Kind helfen können, damit es nicht mehr so oft schreien muss.

Generell ist zu sagen: Dieses Verhalten hat so gut wie nie direkt mit dem Stillen oder mit Ihren Qualitäten als Mutter beziehungsweise als Eltern zu tun. Die Ursachen dafür sind oft einfach nicht herauszufinden.

Stillstreik: Zwerge zeigen eisernen Willen

Eine weitere schwierige Situation für Sie kann es sein, wenn Ihr Baby plötzlich völlig überraschend die Brust verweigert. Sie fragen sich dann vielleicht: Lehnt es mich ab, stimmt etwas mit meiner Milch

Häufig wird behauptet, gerade durch rasch aufeinander folgende Mahlzeiten käme es zu Blähungen, weil die frische Milch im Magen des Babys zur bereits angedauten Milch der vorhergehenden Mahlzeit kommt. Es lässt sich jedoch nicht nachweisen, dass das stimmt. Für die meisten Babys sind kürzere Mahlzeitenfolgen kein Problem.

nicht? Nehmen Sie diese Ablehnung nicht persönlich. Stillen Sie auch nicht ab. Ihr Kind ist im Stillstreik. Ein Streik ist zeitlich begrenzt und hat Ursachen. Mit ein bisschen Geduld finden Sie diese heraus und können sie beheben. Ein Stillstreik ist auch bei einem älteren Kind nicht das Signal, dass es abgestillt werden möchte.

Kleine Gewohnheitsmenschen

Meistens reagieren Babys auf Veränderungen. Das kann ein neues Duschgel, ein anderes Waschmittel oder ein Deo sein. Vielleicht stehen Sie auch besonders unter Stress, weil Sie wieder anfangen zu arbeiten, oder es gibt Spannungen mit Ihrem Partner oder einer anderen Person, die Ihnen wichtig ist.

Verbringen Sie bei einem Stillstreik besonders viel Zeit mit Ihrem Kind, schmusen und sprechen Sie mit ihm. Bieten Sie ihm verstärkt Körperkontakt, zum Beispiel bei einem gemeinsamen Bad. Manchmal können Sie Ihr Baby im Halbschlaf anlegen, aber drängen Sie Ihrem Kind die Brust nicht auf.

Womöglich schießen die Zähne bei Ihrem Baby ein, es hat Ohrenschmerzen oder eine verstopfte Nase. Ein Besuch bei Ihrer Kinderärztin kann da Klärung bringen.

Halten Sie die Milchproduktion durch Pumpen oder Entleeren der Brust mit der Hand aufrecht, und füttern Sie die Milch mit dem Löffel oder einem Becher (siehe auch ab Seite 30).

Bieten Sie Ihrem Baby, wenn es alt genug ist, andere Nahrung an. Selten hilft es, das Kind hungern und dursten zu lassen. Ihr Kind wird wieder an der Brust trinken, wenn es dazu bereit ist.

Stillen ist die beste Medizin

Stillen ist für kranke Kinder besonders wichtig! Ihnen kommen nicht nur die Immunstoffe und die anderen wertvollen Inhaltsstoffe der Muttermilch zugute, auch der direkte Körperkontakt mit Ihnen hilft Ihrem Kind, die Krankheit besser zu ertragen und sie schneller zu überwinden. Stillkinder brauchen nach Operationen weniger Schmerz- und Beruhigungsmittel als Flaschenkinder, weil das Stillen sie tröstet. Einer der Wachstumsfaktoren der Muttermilch unterstützt auch die Wundheilung. Das Stillmanagement muss der Art der Krankheit angepasst werden. Wenden Sie sich an das Klinikpersonal, oder nehmen Sie Kontakt zu einer Laktationsberaterin IBCLC auf und lassen Sie sich beraten und unterstützen.

Wenn das Baby krank ist

Ist Ihr krankes Baby zu Hause, entleeren Sie die Brust per Hand oder mit der Pumpe (siehe ab Seite 65) und füttern die Milch mit Finger-Feeder, Löffel oder Becher (siehe ab Seite 30). Das geht nach einer kurzen Eingewöhnungsphase genauso schnell wie mit der Flasche.

Muss Ihr Baby im Krankenhaus bleiben, sammeln Sie Ihre Milch in sterilisierten Flaschen, die Ihnen die Klinik zur Verfügung stellt. Nach dem Abpumpen versehen Sie die Gefäße mit dem Namen Ihres Kindes, Datum und – bei sehr jungen Babys – Uhrzeit des Abpumpens.

Falls Sie für Ihr krankes Baby Gefäße aus einem bestimmten Material verwenden sollen, wird Ihnen das in der Kinderklinik gesagt. Braucht Ihr Kind während Ihrer Abwesenheit einen Schnuller, achten Sie auf Zeichen von Saugverwirrung (siehe Seite 30) und lassen Sie sich, wenn nötig, von einer Stillexpertin helfen. Am besten lassen Sie sich gemeinsam mit Ihrem Kind im Krankenhaus aufnehmen. Für die meisten Kliniken ist das inzwischen selbstverständlich.

Für Babys mit Behinderungen besonders wichtig

Kinder mit körperlichen und/oder geistigen Behinderungen, zum Beispiel mit Down-Syndrom oder einer Lippen-, Kiefer-, Gaumen-, Segelspalte, sollten gestillt oder zumindest mit Muttermilch ernährt werden. Stillen fördert die Entwicklung der Mundmuskulatur und damit die spätere Sprachentwicklung. Es verringert das Auftreten vieler Infektionskrankheiten wie Mittelohrentzündungen, für die viele dieser Kinder besonders anfällig sind.

Das individuelle Stillmanagement besprechen Sie am besten mit einer Stillexpertin. Selbsthilfegruppen (über die Deutsche Arbeitsgemeinschaft Selbsthilfegruppen zu erfragen, Adresse s. Anhang Seite 94) geben Ihnen die nötige emotionale Unterstützung und auch praktische

Stillen hat für gesunde Kinder unzählige Vorteile – um wie viel wichtiger ist die Muttermilch aber für kranke oder frühgeborene Babys oder Babys mit Behinderungen! Auch wenn die Umstände für Sie als stillende Mutter in diesen Fällen besonders schwierig sein können, versuchen Sie Ihrem Kind zu helfen, indem Sie es stillen.

Die Neugeborenengelbsucht ist in der Regel nicht gefährlich für Ihr Baby. Es handelt sich lediglich um eine körperliche Reaktion in den ersten Tagen nach der Geburt, die immerhin einem Drittel aller Babys zu schaffen macht.

Tipps, die Ihnen das Leben mit einem Kind mit Behinderungen erleichtern können.

Neugeborenengelbsucht: »Überstunden« für die Leber

Jedes dritte Kind bekommt eine Neugeborenengelbsucht. Das hat nichts mit der Infektionskrankheit Hepatitis zu tun, es ist vielmehr ein ganz normaler physiologischer Vorgang bei der Anpassung Ihres Babys an seine neue Umwelt (siehe Kasten) und tritt meist am dritten oder vierten Lebenstag auf.

Frühes Stillen gleich nach der Geburt fördert die Mekoniumausscheidung, so dass das Bilirubin, das sich in der Schwangerschaft im Darm Ihres Babys angesammelt hat, ausgeschieden und vom Körper nicht wieder aufgenommen wird. Stillen regt die Darmperistaltik des Kindes, also auch den Stuhlgang und damit die Bilirubinausscheidung, an. Je häufiger Kinder gestillt werden, desto niedriger ist ihr Bilirubinspiegel. Babys, deren Bilirubinspiegel über einen bestimmten Wert ansteigt, werden mit blauem Licht bestrahlt, so dass das Bilirubin über die Nieren ausgeschieden werden kann. Der hohe Bilirubinspiegel kann Ihr Kind müde und trinkfaul machen. Es kommt dann schnell in einen Teufelskreis hinein, weil es weniger trinkt und Ihre Milchproduktion zurückgeht. Dagegen können Sie etwas tun: Ermuntern Sie Ihr Baby, häufig an der Brust zu trinken.

Günstig ist eine Blaulichtlampe über Ihrem Bett, so dass das Baby auf Ihrem Bauch bestrahlt werden kann. Es bekommt dann Wärme, Hautkontakt und Ihre Nähe. Muss Ihr Kind in einem anderen Raum oder sogar in der Kinderklinik im Wärme-

WIE KOMMT ES ZUR NEUGEBORENENGELBSUCHT?

Nach der Geburt braucht Ihr Kind viel weniger rote Blutkörperchen für den Sauerstofftransport als während der Schwangerschaft. Diese roten Blutkörperchen werden nun abgebaut. Dabei entsteht der gelbe Farbstoff Bilirubin. Er wird im Blut an Eiweiß gebunden, in der Leber umgewandelt und über den Darm mit dem Stuhlgang ausgeschieden. In den ersten Tagen nach der Geburt hat die Leber Mühe, die anfallende Menge Bilirubin zu verarbeiten. Das Bilirubin kann dann die Haut und die Augäpfel Ihres Kindes gelblich färben.

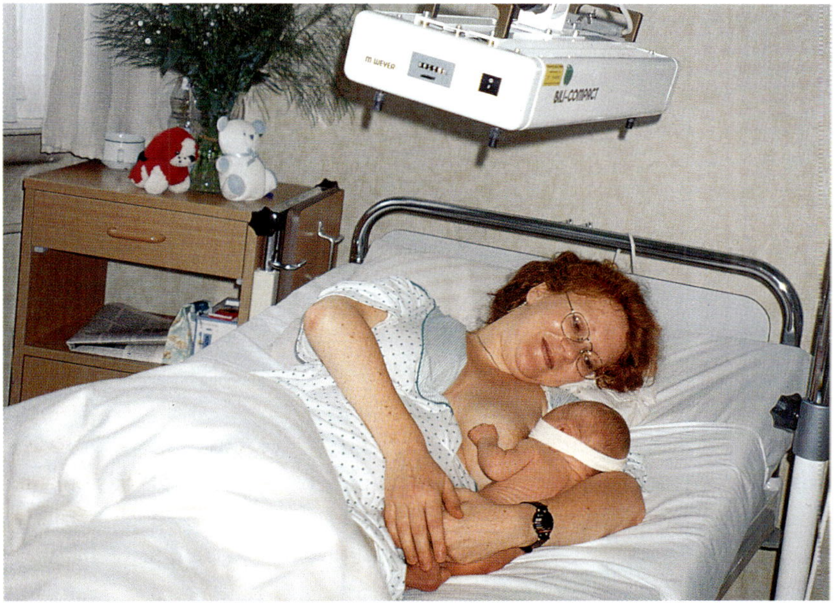

In manchen Krankenhäusern ist es inzwischen möglich, eine Blaulichtlampe über dem Bett der Mutter anzubringen. So kann das Baby zur Behandlung der Neugeborenengelbsucht bei der Mutter bleiben und nach Bedarf gestillt werden.

bett unter der Lampe liegen, bleiben Sie so lange wie möglich bei ihm. Nehmen Sie es zu sich, wenn es unruhig ist, stillen Sie es und legen Sie es wieder unter die Lampe, wenn es zufrieden ist. Der Bilirubinabbau wird durch die Bestrahlungspausen nicht behindert, im Gegenteil. Kann Ihr Kind trotz aller Bemühungen nicht ausreichend an der Brust trinken, füttern Sie abgepumpte Milch mit dem Löffel oder dem Finger-Feeder zu.

Eins von 200 Kindern bekommt die so genannte Muttermilchgelbsucht, die erst nach dem fünften bis siebten Tag auftritt, völlig harmlos ist und sich über einige Wochen hinziehen kann. Ursache ist vermutlich ein Stoff in der Muttermilch. Andere mögliche Ursachen für diese anhaltende Gelbsucht sollten ausgeschlossen werden. Das Stillen müssen Sie bei Muttermilchgelbsucht in der Regel nicht unterbrechen.

Zufüttern von Tee oder Glukose behindert das Ausscheiden von Bilirubin, da das Bilirubin Eiweiß und Kalorien braucht, um in die Leber zu gelangen und dort umgewandelt zu werden. Muttermilch unterstützt die Bilirubinausscheidung.

Stillstart nach schwieriger Geburt

Nach einer langen, schwierigen Geburt oder einem Kaiserschnitt brauchen Sie besonders in den ersten Tagen verstärkt einfühlsame Unterstützung. Je eher Sie Ihr Kind sehen, spüren und halten können, umso günstiger wirkt sich das auf die Stillbeziehung aus. Auch nach einem Kaiserschnitt mit Vollnarkose können Sie, sobald Sie ansprechbar sind und Ihr Baby mit Unterstützung halten können, noch im Aufwachraum Ihr Kind kennen lernen. Machen Sie hier, wenn Sie möchten und keine Komplikationen bei Ihnen oder Ihrem Kind aufgetreten sind, einen ersten Stillversuch, bei dem Ihnen jemand helfen sollte.

Ihr Körper ist darauf eingestellt, Ihr Kind mit Ihrer Milch zu versorgen, egal, welche Art von Geburt stattgefunden hat. Da Sie aber in den ersten Tagen nach der Geburt wahrscheinlich erschöpft und gerade nach einem Kaiserschnitt im Bauchbereich sicher sehr schmerzempfindlich sind, wäre es schön, wenn Ihnen Ihr Partner oder eine Freundin beim Umgang mit dem Baby und beim Stillen behilflich sein könnte. Auf diese Weise kommen Sie von Anfang an in den Genuss des Rooming-ins und werden schneller mit Ihrem Baby vertraut.

Die Mitarbeiterinnen der Wochenstation unterstützen Sie nach Kräften, aber nicht immer kann gleich jemand kommen, wenn Sie Hilfe beim Anlegen oder beim Heben des Babys benötigen. Deshalb ist es vielleicht am besten, wenn das Baby mit bei Ihnen im Bett schläft. Ein Bettgitter auf einer Seite Ihres Bettes gibt Ihnen die Gewissheit, dass Ihr Kind nicht herausfallen kann, wenn es neben Ihnen liegt und Sie mit ihm einschlafen.

Sollten Sie nicht dazu in der Lage sein, kann auch Ihr Partner sich das Baby auf die nackte Brust legen, ihm Hautkontakt und Geborgenheit geben und es »bemuttern«.

Stillbeginn nach schwerer Geburt

Die schmerzhemmenden Medikamente, die Sie während der Geburt bekommen haben, können Ihr Baby schläfrig machen und sein Trinkverhalten beeinflussen. Es saugt eventuell bei den ersten Stillversuchen nicht so kräftig und effektiv, wie es das ohne die Wirkung der Medikamente täte. Haben Sie Schmerzen, kann es auch etwas länger dauern, bis der Milchspendereflex ausgelöst wird. Sie haben aber Milch für Ihr Baby.

Lassen Sie sich nicht verunsichern, und vertrauen Sie ganz Ihrem Körper: Ihr Kind bekommt bei jedem Stillversuch Neugeborenenmilch, und je öfter es angelegt wird, desto schneller bildet Ihre Brust ausreichend Milch.

Geeignete Stillpositionen nach einem Kaiserschnitt

Für die ersten Stillversuche nach einem Kaiserschnitt brauchen Sie Hilfe und viele Kissen. Sie können halb aufgerichtet im Rückengriff stillen, wobei das Kind mit dem Po auf der Matratze sitzt und Ihr Arm und Ihre Hand, die das Baby halten, mit Kissen abgestützt sind. Wegen des noch empfindlichen Bauchbereichs möchten Sie wahrscheinlich in den ersten zwei, drei Tagen noch nicht im Wiegegriff stillen.

Damit Sie bequem liegen und Ihr Kind anschauen können, sollten Sie eine weiche Schaumstoffrolle oder ein Kissen unter den Knien und ein oder zwei Kissen im Nacken haben.

Wenn Sie wegen den Nebenwirkungen der Narkose oder aufgrund der Schmerzen an der Naht auf dem Rücken liegend stillen müssen, legen Sie auch im Rückengriff (siehe Kasten auf Seite 26) an. Ihr Baby ist dabei entsprechend der Form und Größe Ihrer Brüste über die Brust geneigt oder etwas nach hinten gelehnt. Sie können es auch an Ihrer Seite knien lassen, evtl. auf einem Kissen, und seine Stirn, falls erforderlich, mit der Handfläche der gegenüberliegenden Hand vorsichtig abstützen. Ein Kissen unterstützt dabei Ihren Ellbogen.

Zum Seitenwechseln ziehen Sie Ihr Baby hoch neben Ihren Hals und schieben es auf der anderen Seite in den Rückengriff. Wenn Sie das nicht allein schaffen, lassen Sie sich dabei helfen.

Sie können auch auf der Seite liegend stillen (siehe Foto Seite 23). Das ist sehr viel erholsamer, als im Sitzen zu stillen. Zum Seitenwechsel ziehen Sie Ihr Baby zu sich hoch, halten es mit beiden Händen fest und drehen sich gemeinsam mit Ihrem Kind langsam auf die andere Seite.

Wenn das Kind in den ersten Tagen nach der Geburt noch nicht so effektiv trinken kann, regen Sie Ihre Milchproduktion durch Abpumpen oder Entleeren von Hand (ab Seite 65) an und verfüttern Ihre Milch mit Löffel oder Becher.

Fangen Sie so früh wie möglich an, Milch abzupumpen, um die Milchproduktion anzuregen. Ihr Baby trinkt ja am Anfang nur wenige Milliliter. Pumpen Sie gleich von Anfang an lieber etwas zu viel ab, denn der Nahrungsbedarf Ihres Babys steigt sprunghaft an.

Zu früh im Leben: Nahrung steht schon bereit

Wird Ihr Kind zu früh geboren, ist Stillen eine hervorragende Methode, diese oft erschreckende Situation zu bewältigen. Je kleiner Ihr Baby ist, desto schwieriger kann es sein, eine Beziehung zu ihm aufzubauen. Gerade jetzt ist Ihre Milch für Ihr Kind besonders wichtig. Sie schützt es vor Erkrankungen, ist leichter verdaulich und den Bedürfnissen Ihres Babys besser angepasst als künstliche Frühgeborenennahrung. Selbst kleinste Muttermilchmengen sind von unschätzbarem Wert für Ihr zu früh geborenes Baby.

In der ersten Zeit muss die Milch vielleicht über eine Magensonde gefüttert werden, wobei Ihr Baby Mundstimulation bekommen sollte, um zu lernen, dass es mit dem Mund etwas tun muss, wenn das Hungergefühl im Magen verschwinden soll. Je nach Zustand Ihres Babys sind Saug- und Schluckreflex zwischen der 30. und 32. Woche, manchmal auch schon früher, so ausgebildet, dass Ihr Kind Stillversuche an der Brust unternehmen kann. Es wird anfangs nur lecken und Ihre körperliche Nähe genießen und erst nach einiger Zeit richtig die Brust erfassen und effektiv trinken lernen. Bis es selbst ausreichend an der Brust trinken kann, wird mit der Sonde, dem Becher oder dem Finger-Feeder zugefüttert (siehe Seite 30). Manche Kinder, auch ganz kleine, trinken aber auch das erste Mal an der Brust, als hätten sie nie etwas anderes getan. Viele Frühchenmütter stillen ihr Kind im Rückengriff (siehe Kasten Seite 26) oder Frühchengriff (siehe Foto Seite 34).

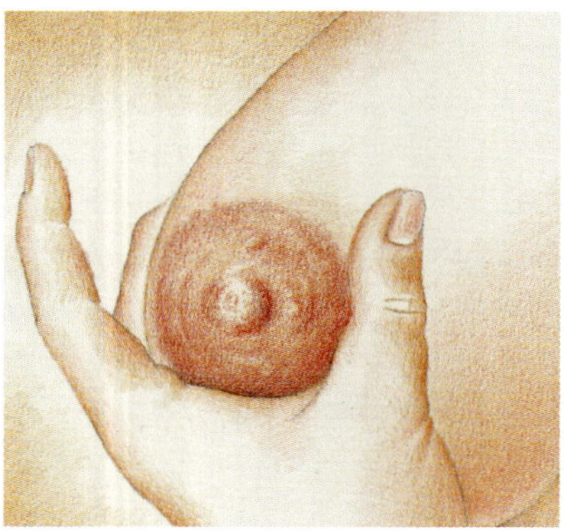

Beim »DanCer-Hold« unterstützen Sie Ihre Brust mit drei Fingern und der Handfläche und bilden mit Daumen und Zeigefinder ein »U«, das den Kopf Ihres Kindes hält.

Probieren Sie aus, welche Position für Ihr Kind und Sie am angenehmste ist. Ist Ihr Baby noch zu schwach, um sich an der Brust zu halten, können Sie ihm mit dem »DanCer-Hold« helfen.

Die Kraft der Berührung

Gönnen Sie sich und Ihrem Frühchen viel Hautkontakt! Känguruen nennt man das. Die Körperfunktionen Ihres Babys (Atmung, Herztätigkeit und Körpertemperatur) sind beim Känguruen viel stabiler, und es fällt Ihnen beiden leichter, eine Beziehung zueinander aufzubauen. Außerdem erhöht Hautkontakt die Milchproduktion. Auch Väter und Geschwister sind wunderbare Kängurupartner!

Sollten Sie überlegen, die Stillbeziehung abzubrechen, weil Sie sich überfordert fühlen, sprechen Sie mit jemandem, der Sie fachkundig beraten kann. Schon kleine Änderungen in der Pumphandhabung können helfen.

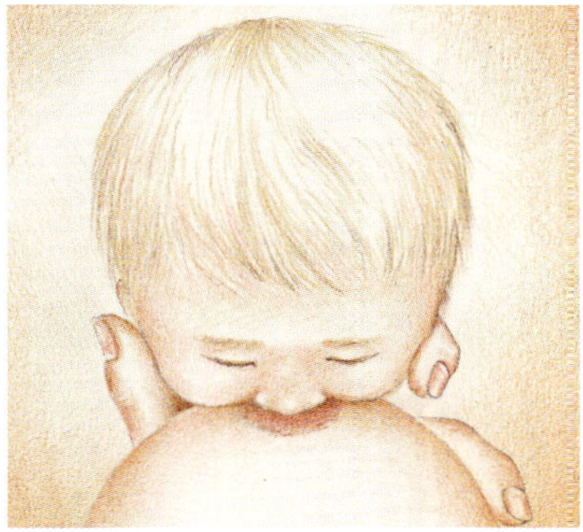

Mit Daumen und Zeigefinger helfen Sie Ihrem Baby, dicht an der Brust zu bleiben.

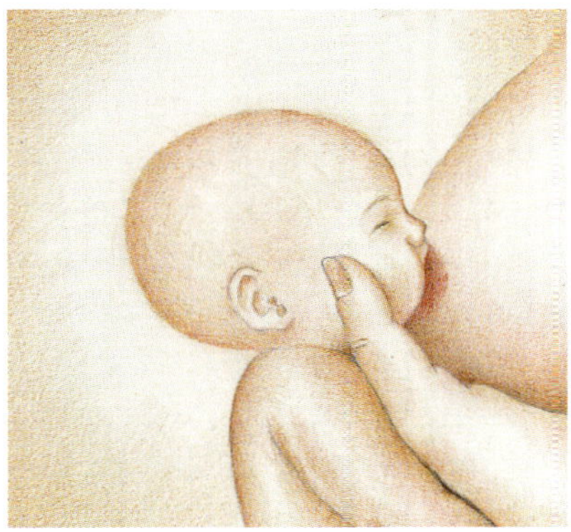

So gestützt fällt es Ihrem Kind leichter, an der Brust zu trinken.

Doppeltes Glück: Zwillinge

Mehrlingsgeburten kommen, da sie heute mit Ultraschall gut zu erkennen sind, selten so überraschend wie Frühgeburten. Die Babys werden aber auch oft, da sie aus Platzmangel die Gebärmutter verlassen müssen, zu früh und auch untergewichtig geboren. Weil sie häufig nicht gleich schwer sind und deshalb im Krankenhaus unterschiedlich intensiv betreut werden müssen, kann es passieren, dass Sie

Wenn Sie Ihre Zwillingsbabys gleichzeitig im Rückengriff stillen, kommen sie sich gegenseitig nicht in die Quere. Bei guter Kissenunterstützung haben Sie sogar noch eine oder beide Hände frei.

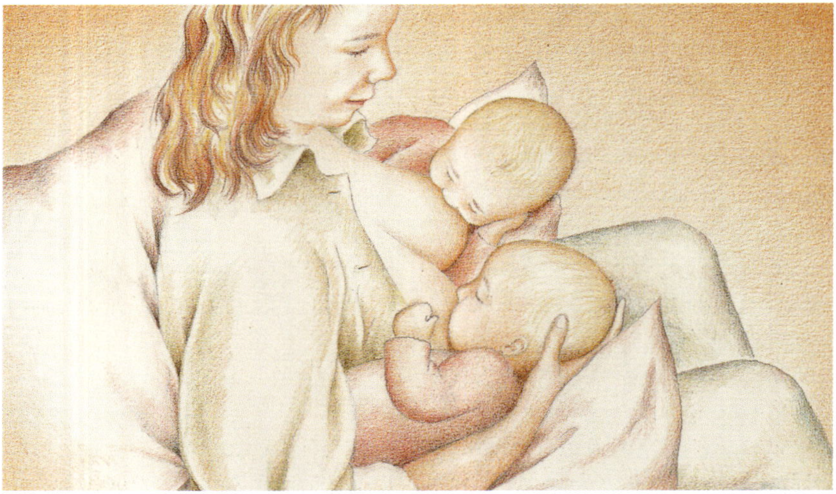

Das Stillen nimmt bei Mehrlingen natürlich viel Zeit in Anspruch. Sie brauchen also auf jeden Fall Hilfe im Haushalt und für die Betreuung der Babys und auch älterer Kinder. Organisieren Sie das am besten schon vor der Geburt, dann haben Sie danach mehr Zeit für sich und die Kinder.

zuerst nur ein Kind mit nach Hause nehmen können. Das kann durch die langsame Gewöhnung an den großen Arbeitsaufwand vorteilhaft sein, aber auch die Beziehung zum später entlassenen Kind beeinträchtigen.

Es ist genug für alle da

Die Nachfrage bestimmt das Angebot. Also können Sie auch zwei oder sogar drei Babys mehrere Monate lang nur mit Ihrer Milch ernähren. Anfangs empfiehlt es sich, jedes Baby jeweils an beiden Seiten anzulegen, um die Milchproduktion gut in Gang zu bringen. Das können Sie die gesamte Stillzeit über beibehalten oder auch später jedem Kind eine Brust »zuweisen«. Jedes Kind regelt dann die Milchproduktion »seiner« Brust seinen Bedürfnissen entsprechend.

Ein Adoptivkind stillen

Sie können, wenn Sie möchten, auch ein Adoptivkind stillen. Wenn Sie frühzeitig wissen, ab wann das Kind bei Ihnen sein wird, kann die Vorbereitung auf das Stillen durch Hormongaben unterstützt und später die Milchbildung medikamentös gefördert werden. Sprechen Sie mit Ihrer Frauenärztin darüber. Die besten Chancen, ein Adoptivkind zu stillen, haben Frauen, die schon einmal schwanger waren. Versteifen Sie sich nicht darauf, das Kind ausschließlich stillen zu wollen. Das ist bei Adoptivkindern nicht immer möglich.

Legen Sie das Baby an, und füttern Sie mit dem Brusternährungsset (siehe Seite 33) zu. Zur Adoption freigegebene Babys werden im Krankenhaus mit der Flasche gefüttert. Ist das Kind deshalb saugverwirrt und noch sehr jung, reicht es manchmal, es ein oder zwei Tage mit dem Becher oder dem Löffel zu füttern, damit es das falsche Trinkverhalten vergisst. Hilft das nicht, ist Saugtraining notwendig.

Wenn die Wiege leer bleibt

Ein tot geborenes Baby oder ein Baby, das stirbt, ist ein großer Schock, der anfangs unüberwindbar zu sein scheint. Sie möchten Ihr Kind vielleicht nicht oder nicht mehr sehen, weil Sie so schneller über das schreckliche Erlebnis hinwegkommen wollen. Das hilft Ihnen aber nicht bei der Verarbeitung dieses schweren Unglücks: Eltern, die ihr totes Baby im Arm gehalten, ihm einen Namen gegeben und mit ihm geredet haben, die sich Zeit zum Trauern nehmen, können sich mit dem Tod ihres Kindes eher abfinden und damit weiterleben.

Auch ein Foto Ihres Babys kann Ihnen in der Zeit der Trauer helfen und Sie begleiten.

Hilfe beim Abstillen

Ihr Körper hat sich natürlich schon während der Schwangerschaft auf das Stillen vorbereitet und hört auch beim Tod des Babys nicht einfach auf, Milch zu produzieren. So kommt für Sie als Mutter zu dem unvorstellbaren seelischen Schmerz auch noch ein körperliches Problem hinzu.

Bitten Sie eine Hebamme oder eine Laktationsberaterin IBCLC, Ihnen beim Abstillen zu helfen (Adressen finden Sie im Anhang auf den Seiten 93/94).

Die Menschen in Ihrer näheren Umgebung, auch die Klinikmitarbeiterinnen, sind mit dieser schwierigen Situation meist überfordert. Oft ist es dann hilfreich, sich an eine Selbsthilfegruppe verwaister Eltern zu wenden, die alle selbst ein Kind verloren haben (Adressen siehe Seite 94).

Das Stillen mit dem Alltag vereinbaren

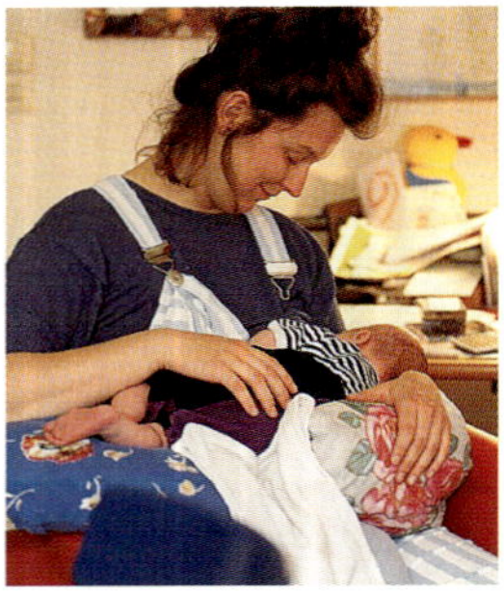

Nach der Geburt eines Kindes kann es schon mal etwas chaotischer zugehen – und auch die Wohnung darf in dieser Zeit unaufgeräumter aussehen als sonst.

Anspruch und Realität

In den meisten Kulturen unserer Erde werden junge Mütter ungefähr sechs Wochen nach der Geburt von allen alltäglichen Pflichten fern gehalten. Sie sollen sich nur um sich und ihr Baby kümmern und bekommen sogar besonderes Essen, das sie kräftigen und die Milchbildung anregen soll. Den Haushalt und die Versorgung von Mann und größeren Kindern übernehmen in dieser Zeit Verwandte und Freundinnen.

In vielen Gesellschaften war es üblich und wünschenswert – und das ist es auch heute noch –, ein Kind an der Brust zu ernähren. Dort erleben Frauen von klein auf ganz selbstverständlich, wie ein Baby gestillt wird und was bei Stillproblemen zu tun ist.

Auch bei uns war das früher so. Heute dagegen leben wir in Kleinfamilien ohne die Unterstützung von Verwandten und Freunden. Das Symbol für Babyernährung ist bei uns schon seit Jahrzehnten die Flasche und nicht mehr die Brust.

In unserer Gesellschaft gibt es kein Wochen-, sondern ein »Woche-Bett«, oft sogar nur ein »Zwei-bis-vier-Tage-Bett«. Danach hat die junge Mutter wieder fit zu sein, sich um Kind(er), Mann und Haushalt zu kümmern und auch noch den Besuch zu bewirten, der den neuen Erdenbürger bewundern möchte.

Stillprobleme sind, wenn dann auch noch eine ungünstige Stillhandhabung dazukommt, bei dieser Überbelastung fast vorprogrammiert. Der Griff zur Flasche mit der künstlichen Säuglingsnahrung scheint dann Erleichterung zu bieten.

Müssen Sie denn nach der Geburt wirklich all diesen Ansprüchen genügen: glückliche Mutter, verständnisvolle Partnerin, gute Hausfrau, freundliche Gastgeberin sein? Jedem, der in einer neuen Arbeitsstelle anfängt, wird Zeit gelassen, sich mit deren Anforderungen vertraut zu machen. Gestehen Sie sich das auch in Ihrem neuen Aufgabenfeld »Mutter« zu.

Auf einmal ist alles ganz anders …

Nicht immer verläuft nach der Geburt eines Kindes alles so, wie Sie sich das vorher vorgestellt haben. Versuchen Sie dann, nicht mit aller Macht an Ihren Vorstellungen festzuhalten und sich nicht als Versagerin und schlechte Mutter zu fühlen, weil gerade das eintritt, was Sie nie so haben wollten. Nicht nur mit dem eigenen Baby, sondern auch in vielen anderen Bereichen unseres Lebens haben wir Ansprüche an uns selbst, die sich nicht oder nur teilweise mit der Realität in Einklang bringen lassen.

Den Familienalltag neu bewältigen

Sie haben jetzt ein neues kleines Familienmitglied, das von seiner biologischen Reife her rund um die Uhr versorgt werden muss. Es kann sich nicht allein helfen, es kann nur durch Körpersprache und Laute darauf aufmerksam machen, dass Sie ihm helfen sollen. Die meisten Babys brauchen fast ständig die Anwesenheit eines vertrauten Menschens, möglichst im direkten Körperkontakt, schlafen kaum so lange und zu Zeiten, in denen auch die Eltern schlafen möchten, und haben keinen erkennbaren Mahlzeitenrhythmus.

Von schönen und schweren Momenten

Es ist wunderschön und sehr befriedigend, zu sehen und zu fühlen, wie wichtig Sie für Ihr Baby sind: Es wird ruhig und ist zufrieden, wenn Sie es streicheln und auf den Arm nehmen. Es lacht und streckt Ihnen die Ärmchen entgegen, wenn Sie nach kurzer Abwesenheit das Zimmer wieder betreten. Sie geben ihm Nahrung, Geborgenheit und Liebe – und Sie bekommen Liebe zurück.

Andererseits gibt es auch Zeiten, in denen Ihnen alles über den Kopf wächst. Dann möchten Sie Ihr Baby am liebsten »aus dem Fenster werfen«, weil Sie das Gefühl haben, es ist überhaupt nicht mit dem zufrieden, was Sie ihm geben können. Diese Momente sind nicht leicht zu ertragen, aber normal, völlig normal.

Oft stellt ein Baby das Leben seiner Eltern, besonders seiner Mutter, völlig auf den Kopf. Ihr Tagesablauf richtet sich nun nach dem Kind, sie ist für sein körperliches und seelisches Wohlergehen verantwortlich.

Oft sind Babys nach einer längeren »Tragzeit« ganz ausgeglichen und können dann einige Zeit auf einer Decke liegen, während Sie sich im gleichen Raum aufhalten. Manche Babys möchten nicht getragen werden. Oft gibt sich das, wenn sie älter sind.

Ständig gefordert: So helfen Sie sich selbst

Haben Sie das Gefühl, Ihr Kind hängt Ihnen fast den ganzen Tag an der Brust und möchte gar nicht loslassen, überprüfen Sie als Erstes die Stillposition und das Anlegen (siehe ab Seite 22). Wenn Sie dort etwas optimieren, kann es sein, dass Ihr Kind schneller mehr Milch bekommt und dadurch auch zwischen den Mahlzeiten zufriedener ist. Oft sucht Ihr Kind beim Stillen nur Körperkontakt. Ein Tragetuch, in dem auch ganz kleine Babys liegend vor Ihrem Bauch getragen werden können und größere wie in einem Rucksack auf Ihrem Rücken sitzen, hat schon vielen Müttern geholfen. Die meisten Kinder finden es schön, an jemanden gebunden getragen zu werden.

In der Stillgruppe, aber auch von Ihrer Hebamme oder Laktationsberaterin können Sie verschiedene Arten, Babys und Kleinkinder im Tuch zu tragen, lernen.

Die nötigste Hausarbeit können Sie gut mit einem Kind im Tragetuch erledigen. Alles andere sollte warten, gemeinsam mit Ihrem Partner oder von jemand anderem erledigt werden. Die meisten Mütter leiden in den ersten Wochen oder Monaten nach der Geburt ihres Kindes unter Schlafmangel. Kein Wunder, dass Sie dann erschöpft, unausgeglichen und manchmal gereizt sind. Schlafen Sie weiterhin mit Ihrem Baby zusammen, auch tagsüber.

MEHR ALS »NUR ERSCHÖPFT«: POSTNATALE DEPRESSION

Fühlen Sie sich, auch mit zunehmendem Alter Ihres Babys, dauernd müde und erschöpft, haben Sie keine Energie mehr und meinen Sie, dem Alltag nicht mehr gewachsen zu sein, leiden Sie wahrscheinlich unter postnataler Depression. Sie brauchen ärztliche Hilfe, Unterstützung und Freiräume zum Auftanken, um aus dieser Situation wieder herauszufinden.

»Erste Hilfe« gegen Eifersucht

Es sind nicht nur die praktischen Alltäglichkeiten, die Sie belasten können. Manchmal ist es etwas schwierig, zu einer Familie zu werden. Kinder reagieren oft recht heftig auf die Geburt eines Geschwisterchens. Das ist nicht weiter verwunderlich, schließlich waren sie ja lange Zeit der Mittelpunkt der Familie und können nur schwer einsehen, dass ein kleines, unter Umständen oft schreiendes Wesen nun so viel Zeit von den Erwachsenen fordert.

Um die Eifersucht einer älteren Schwester oder eines älteren Bruders so klein wie möglich zu halten, stillen Sie häufiger im Rückengriff. So werden Sie nicht völlig vom Baby »blockiert« und haben auch einen Arm für das ältere Kind frei. Und überlegen Sie am besten schon vor der Geburt des Babys, wie Sie Zeit für Ihre »Großen« einplanen können.

Vielleicht erklärt sich jemand aus dem Verwandten- oder Bekanntenkreis bereit, in den ersten Tagen nach der Geburt nur für die Geschwisterkinder da zu sein und das Baby erst dann zu bewundern, wenn die Großen schon schlafen. Nach der Geburt meiner jüngeren Kinder half mir meine Mutter auf diese Weise.

Nur für große Kinder

Sollte niemand in Ihrem Umfeld so viel Zeit für Kinder haben, können Sie vielleicht auch mit Ihrem Partner feste »Große-Kinder-Zeiten« vereinbaren.

Kündigen Sie diese speziellen Zeiten dem größeren Kind auch an, damit es sich darauf einstellen kann. Machen Sie Dinge mit Ihrem älteren Kind, für die das Baby einfach noch zu klein ist, oder schmusen und kuscheln Sie ganz ausgiebig gemeinsam. Lassen Sie sich in dieser Zeit auch nicht durch Anrufe oder Besuche stören. So zeigen Sie Ihren älteren Kindern, dass sie Ihnen immer noch sehr, sehr wichtig sind.

Richten Sie die Stillecke so ein, dass auch die »Großen« sich dort willkommen fühlen (siehe Kasten auf Seite 62). So wird die Stillzeit auch für das ältere Kind zu einer besonderen Zeit.

Ältere Geschwister sind oft schon zufrieden, wenn sie auch mal an Mutters Brust trinken dürfen. Meistens kommt keine Milch, weil sie die erforderliche Zungenbewegung nicht mehr beherrschen, und sie finden Spielen dann doch viel interessanter als das, was Mama da mit dem Baby macht.

Glücklicherweise sind Babys in den ersten Wochen nicht so leicht beim Stillen abzulenken, so dass Sie sich dabei ganz gut mit einem anderen Kind unterhalten oder ihm etwas vorlesen können.

Haben Sie keine Scheu davor, fremde Hilfe anzunehmen. Niemand erwartet von einer jungen Mutter, dass ihr Haushalt perfekt organisiert ist.

Heinzelmännchen & Co. – Arbeit delegieren

Ich habe in diesem Kapitel einige Tipps und Vorschläge für Sie zusammengestellt, wie Sie den Alltag mit Ihrem Baby besser bewältigen. Perfekte Mutter, ideale Hausfrau, Geliebte, Partnerin und vielleicht noch Karrierefrau sein – all diesen Anforderungen zu genügen wird Ihnen kaum gelingen. Erwarten Sie von sich selbst nichts Unmögliches. Stecken Sie deshalb am besten Ihre Ansprüche an einen blitzenden Haushalt etwas zurück: Staubflusen unter dem Sofa sind nicht schön, sie schaden aber auch keinem. Sie haben jetzt Wichtigeres zu tun.

EINE STILLINSEL FÜR DIE GANZE FAMILIE

Damit sich auch Geschwisterkinder während der Stillmahlzeiten nicht allein gelassen fühlen, richten Sie die Stillecke einladend her: Halten Sie Obst, Cornflakes (ohne Milch: So gibt es keine Flecken, wenn etwas umkippt) und ein Getränk – vielleicht mit buntem Strohhalm oder in einer Trinkflasche – bereit. Eine Decke, ein oder zwei Schmusetiere zum Kuscheln und »Mitstillen«, Bilderbücher und Kassetten machen das Ganze gemütlicher.

Den Haushalt neu organisieren

Überlegen Sie gemeinsam mit Ihrem Partner, was sich in der Haushaltsführung vereinfachen ließe, wer Ihnen wobei und womit helfen könnte. Erwarten Sie nicht, dass Ihr Partner, während Sie im Wochenbett sind, die Haushaltsführung erledigen und sich auch noch um Sie und das Kind kümmern wird. Bedenken Sie, wie lange es gedauert hat, bis Sie sich daran gewöhnt hatten, einen Zweipersonenhaushalt gut zu führen – auch Ihr Partner schafft das nicht ohne weiteres. Richten Sie sich darauf ein, dass das Baby Ihr ganzes bisheriges Leben umkrempeln wird, und zwar nicht nur für ein paar Tage, sondern für eine sehr viel längere Zeit. Trauen Sie sich, Mitmenschen um Hilfe zu bitten. Manche Nachbarn würden gern ein Baby im Kinderwagen auf ihren täglichen Spaziergang mitnehmen.

Überlegen Sie sich gut, wen Sie in der ersten Zeit nach der Geburt um sich haben möchten. Freuen Sie sich auf Besuch, der etwas zum Mittag- oder Abendessen für Ihre Familie mitbringt, der sich um die Wäsche kümmert, die Wohnung staubsaugt oder mit Ihrer Einkaufsliste beim Supermarkt vorbeifährt. Vertrösten Sie diejenigen auf später, die Ihren Entschluss zu stillen nicht unterstützen, die bewirtet werden möchten oder die Sie einfach zu sehr anstrengen.

Dutzende von Spieluhren oder Haushaltshilfe?

Regen Sie an, nicht Designer-Jeans und Spieluhren zur Geburt des Kindes zu schenken, sondern Geld für eine Haushaltshilfe oder einen Gutschein für einmal Saubermachen, einmal Pizzaservice oder für einen Korb voll Wäsche bügeln. Babykleidung, gerade für die ersten Monaten, können Sie sich größtenteils von Freunden ausleihen oder gebraucht kaufen. Gerade in der ersten Zeit mit dem Baby werden Sie wahrscheinlich von vielen Seiten mit – oft ungebetenen – Ratschlägen überhäuft: Meist erfahren Sie, welche Nachteile Ihre Art, mit dem Baby umzugehen, für alle Beteiligten hat und später haben wird und wie Sie das ändern müssen. Lassen Sie sich von den »Babyexperten«, auch aus der eigenen Familie, nicht verunsichern. Nehmen Sie einfach das mit, was für Ihre Familie passend zu sein scheint, und vergessen Sie den Rest.

Eiserne Ration für hektische Zeiten

»Essen und trinken hält Leib und Seele zusammen«, sagt ein altes Sprichwort. Gerade in Stresssituationen ist es sehr belastend, keine Zeit zum Essenzubereiten zu haben. Käsewürfel, geputztes Gemüse und eine fertige Salatsoße im Kühlschrank sowie Sonnenblumenkerne und Sesam sind gute Grundlagen für einen mit einer Hand angerichteten Salat. Als Notration für Chaostage haben sich Studentenfutter, Trockenobst und Knabberstangen bewährt.

Machen Sie es sich zu zweit oder auch zu dritt einfach gemütlich beim Essen, auch wenn Sie nicht am gedeckten Esstisch sitzen. Ein Imbiss auf dem Sofa, mit leiser Musik, Baby an der Brust und hochgelegten Beinen, kann etwas sehr Entspannendes sein.

Das Baby und Ihr eigenes Wohlergehen sind jetzt wichtiger als alles andere. Lernen Sie zu improvisieren, und lassen Sie sich nicht verunsichern von den Ratschlägen »wohlmeinender« Verwandter oder Freunde.

Sich selbst verwöhnen ist wichtig

Nach der Geburt steht das Baby an erster Stelle. Verdrängen Sie dabei aber Ihre Bedürfnisse nicht. Nehmen Sie sich regelmäßig ein wenig Zeit, um etwas für sich selbst zu tun. Auf Ihr Kind kann auch ab und zu zwischen den Stillmahlzeiten ein Babysitter, eine Freundin, die Oma oder der Opa und natürlich Ihr Partner aufpassen.

Gerade Müttern fällt es schwer, sich auch mal eine Auszeit zu genehmigen. Wenn Sie »babyfrei« haben, erledigen Sie deshalb nicht die liegen gebliebene Hausarbeit, sondern tun etwas, was Ihnen wirklich Spaß macht. Lesen Sie in dieser Zeit die Zeitung oder ein Buch, duschen Sie in aller Ruhe, faulenzen Sie einfach auf dem Sofa, telefonieren Sie mit einer Freundin, kaufen Sie ohne Ihr Kind ein. Unternehmen Sie aber auch etwas allein mit Ihrem Partner.

Als alleinerziehende Mutter sollten Ihnen ebenfalls nette Mitmenschen in der Zeit nach der Geburt zur Seite stehen. Nicht nur, um Ihnen Hausarbeit abzunehmen, sondern auch, um sich mit Ihnen an Ihrem Kind zu freuen und mit Ihnen sein erstes Lächeln zu erleben, aber auch die nicht so angenehmen Erlebnisse zu teilen. In einer Ortsgruppe des Verbandes alleinerziehender Mütter und Väter (Anschrift siehe Seite 94) finden Sie Kontakt zu alleinstehenden Müttern, die Ihnen von ihren Erfahrungen berichten und Ihnen Tipps geben können.

TRICKS UND TIPPS FÜR DEN »UNAUFGERÄUMTEN HAUSHALT«

- **Armaturen, Waschbecken und Spiegel im Bad wischen Sie »im Vorbeigehen« mit einem Handtuch ab, das sowieso in die Wäsche muss.**
- **Wenden Sie bei Bügelwäsche die Zehn-Minuten-Regel an: Alles, was nach zehn Minuten Tragen sowieso knittrig ist, muss nicht gebügelt werden, ebenso wenig wie Bettwäsche, Hand- und Geschirrtücher, wenn sie – wie auch Blusen, Hemden und T-Shirts – zum Trocknen einigermaßen ordentlich aufgehängt werden.**
- **Kochen Sie am Wochenende oder wann immer Sie Zeit haben auf Vorrat und frieren Sie einige Portionen ein.**
- **Kleine Einkäufe bringt Ihnen sicher auch mal eine Nachbarin mit, für die großen ist Ihr Partner zuständig. Immer mehr Supermärkte bieten auch einen Lieferservice.**
- **Ein Anrufbeantworter kann Sie in dieser Zeit ruhig öfter mal am Telefon »vertreten«.**

»Stillvertreter«: So kann auch der Papa Muttermilch füttern

Wenn Sie außer Haus berufstätig sind oder abends mal wieder allein ausgehen möchten, ist das durchaus mit dem Stillen zu vereinbaren: Sie können vorher Milch abpumpen oder mit der Hand gewinnen. So ist der Papa oder ein Babysitter in der Lage, Sie eine Zeit lang als »Nahrungsquelle« zu vertreten.

Auch wenn es aus anderen Gründen – zum Beispiel, wenn Ihr Baby krank ist (siehe Seite 48) – nicht oder nicht ausreichend möglich ist, dass Ihr Kind sich selbst die Milch aus Ihrer Brust holt, muss die Brust abgepumpt oder per Hand entleert werden. Musste Ihr Kind gleich nach der Geburt aus gesundheitlichen Gründen von Ihnen getrennt werden, sollten Sie so bald wie möglich (spätestens nach sechs Stunden) beginnen, die Brust zu entleeren.

Wenn Ihr Kind zeitweise nicht gestillt werden kann, sollte die Brust so oft geleert werden, wie Sie Ihr Baby stillen würden, also mindestens sechs- bis achtmal täglich.

Die Brust sanft »einstimmen«

Bereiten Sie Ihre Brust idealerweise auf das Entleeren vor, damit der Milchspendereflex angeregt wird. Zuerst wird ein feuchtwarmer Umschlag auf die Brust gelegt. Dabei sparen Sie Brustwarzen und Warzenhof aus, damit sie nicht aufweichen. Danach legen Sie zwei bis drei Finger an den Brustansatz und massieren mit wenig Druck in kleinen Kreisen. Nach etwa zehn Sekunden setzen Sie die Finger zwei bis drei Zentimeter neben der eben massierten Stelle auf und massieren wieder in kleinen Kreisen. Auf diese Weise versetzen Sie die Finger immer weiter, so dass sie spiralförmig von außen zum Warzenhof hin »wandern«. Das fördert

Abgepumpte Milch macht Sie unabhängig von den Stillzeiten: Sie können mal wieder ausgehen – und Ihr Partner freut sich, wenn er endlich auch mal »stillen« darf.

BRUST ENTLEEREN – DAS MÜSSEN SIE BEACHTEN

- **Ihre Fingernägel sind sauber, kurz und rund gefeilt.**
- **Waschen Sie Ihre Hände gründlich.**
- **Spülen Sie Ihre Brust unter fließendem Wasser ohne Waschmittel ab, und trocknen Sie sie danach mit einem frischen Handtuch unter Aussparen von Brustwarze und Warzenhof ab.**
- **Fassen Sie nicht in die Pumpsets oder Milchaufbewahrungsgefäße hinein.**

Eine angenehme Umgebung, eine bequeme Sitzmöglichkeit, ein Bild Ihres Kindes, etwas zu trinken und auch Ihre Lieblingsmusik helfen, die Milch zum Fließen zu bringen.

die Durchblutung der Brüste. Streicheln Sie dann mit den Handflächen sanft über beide Brüste von außen bis über die Brustwarzen. Spätestens dann richten sich die Brustwarzen auf. Nun beugen Sie sich vor und schütteln behutsam Ihre Brüste. Auf diese Weise kommt die Milch besser nach vorn in die Milchgänge hinter der Brustwarze, von wo sie entleert werden kann.

Mit dem Abpumpen beginnen

Nun wird die Brust entleert. Dabei hat es sich als sehr effektiv erwiesen, jede Seite abwechselnd zwei- bis dreimal zu entleeren und dabei die »Pumpzeit« immer mehr zu verkürzen, anstatt jede Seite nur einmal für längere Zeit abzupumpen. Also zum Beispiel die rechte Seite fünf bis sieben Minuten, dann die linke Seite ebenfalls fünf bis sieben Minuten, danach wieder rechts pumpen, doch diesmal nur drei bis fünf Minuten, dann auch links drei bis fünf Minuten und zum Schluss noch einmal rechts und links diesmal jeweils ein bis drei Minuten lang. Ihre Brüste »meinen« bei jedem neuen Seitenwechsel, es würde eine neue Stillmahlzeit beginnen. Der Milchspendereflex wird neu ausgelöst, außerdem werden auf diese Weise die Brustwarzen nicht so leicht wund.

Die effektivsten und für Sie angenehmsten Pumpen sind elektrische intermittierende Kolbenpumpen, an denen Sie Saugstärke und Pumpintervall mit Drehschaltern selbst einstellen können (Bezugsquellen für Pumpen und andere Stillhilfsmittel finden Sie im Anhang auf Seite 94). Die Absaughaube sollte einen Einsatz zum Verkleinern haben, damit sie Ihrer Brustwarzengröße angepasst werden kann. Ideal ist ein Einsatz oder eine Absaughaube aus Silikon. Ein Überlaufschutz verhindert, dass Milch aus dem Pumpset durch die Schläuche in das Pumpengehäuse laufen kann. Alle Pumpenteile, die mit Muttermilch in Berührung kommen, können ausgekocht oder sterilisiert werden.

Mit einem Einzelpumpset pumpen Sie jede Seite der Brust abwechselnd mehrmals einzeln ab. Mit einem Doppelpumpset erhalten Sie in kürzerer Zeit mehr Milch, weil das gleichzeitige Abpumpen beider Brüste den Prolaktinspiegel erhöht. Das empfiehlt sich beim Abpumpen wegen längerer Trennung von Mutter und Kind und auch, wenn aus anderen Gründen über längere Zeit abgepumpt werden muss.

Milch gewinnen: Schnell und einfach

Zentrieren Sie Ihre Brustwarze in der Absaughaube. Vor dem Einschalten der Pumpe stellen Sie die Drehschalter auf »Minimum«.

Im Krankenhaus wird zu jedem Abpumpen ein neues, sterilisiertes Pumpset benutzt. Zu Hause reicht es völlig, wenn Sie nach jeder Benutzung das auseinander genommene Pumpset mit heißem Seifenwasser ausspülen und mit heißem, klarem Wasser nachspülen. Dann decken Sie es mit sauberen Trockentüchern ab.

Bei täglicher Benutzung kochen Sie das Pumpset einmal am Tag zehn Minuten lang aus. Dabei sollen alle Pumpsetteile gut mit Wasser bedeckt sein. Chemische Sterilisierbäder sind nicht empfehlenswert.

Handpumpe oder elektrische Pumpe?

Möchten Sie nur ab und zu, zum Beispiel für einen Kino- oder Theaterbesuch, abpumpen, brauchen Sie nicht unbedingt eine elektrische Pumpe. Eine gute Handpumpe ist dann durchaus ausreichend (Hersteller siehe Seite 94). Viele Frauen bevorzugen das Entleeren der Brust von Hand, weil sie es als angenehmer empfinden als das Pumpen, was auch noch Arbeit mit Reinigen und Sterilisieren macht.

Die Brust mit der Hand entleeren

Zum Entleeren der Brust mit der Hand ahmen Sie mit Ihren Fingern nach, was Ihr Kind mit der Zunge an der Brust macht: Sie streifen die Milch aus den Milchseen (siehe die folgenden Illustrationen).

Dazu formen Sie mit Daumen und Zeige- und Mittelfinger ein »C« und legen Daumen und Finger je zweieinhalb bis drei Zentimeter hinter dem Übergang der Brustwarze in den Warzenhof auf die Brust. Dort befindet sich beim Stillen auch ungefähr die Zungenspitze Ihres

Sie können die Saugstärke und das Pumpintervall während des Pumpens erhöhen, wenn es Ihnen keine Schmerzen bereitet. Viele Frauen pumpen jedoch sehr effektiv mit minimalen Einstellungen.

Um die Brust mit der Hand zu entleeren, legen Sie Daumen und Finger etwa drei Zentimeter von der Brustwarze entfernt auf die Brust.

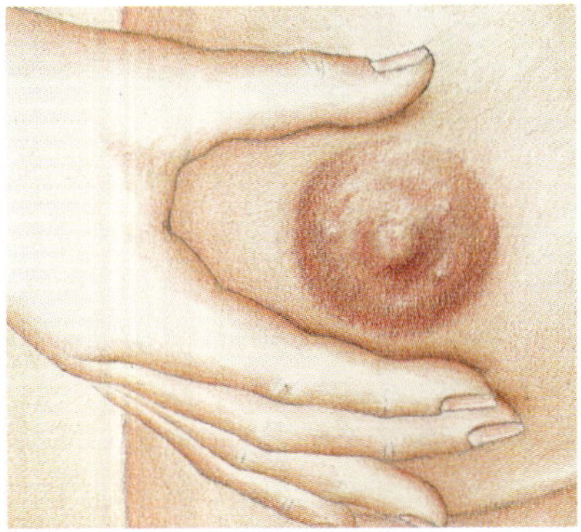

Daumen und Finger werden rhythmisch zusammen- und nach vorn bewegt.

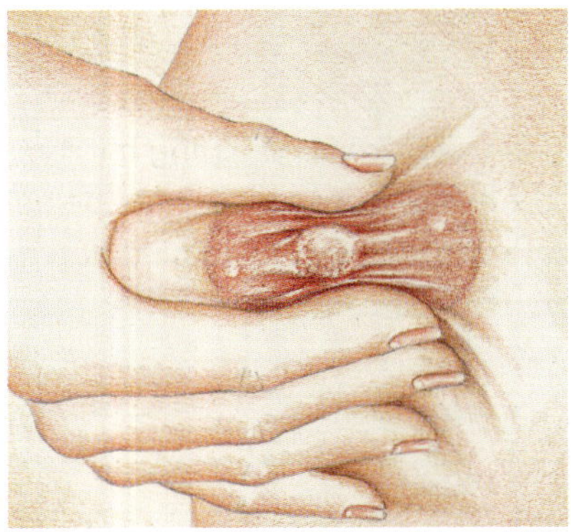

Viele Frauen empfinden das Entleeren der Brust von Hand als angenehmer und effektiver als Pumpen. Probieren Sie es aus!

Babys. Der Daumen liegt dabei über, Zeige- und Mittelfinger liegen unter dem Warzenhof. Heben Sie Ihre Brust leicht an. Nun Finger und Daumen Richtung Brustkorb drücken.

Dann drücken Sie Daumen und Finger zusammen und gleichzeitig nach vorn bis zur Brustwarze. Sie schieben dabei den Warzenhof zusammen, rutschen aber nicht mit den Fingern über die Haut, damit sie nicht wund wird. Danach bringen Sie Finger und Daumen wieder zweieinhalb bis drei Zentimeter hinter der Brustwarze in die ursprüngliche »C«-Form.

Wiederholen Sie diesen Bewegungsablauf rhythmisch, so wie Ihr Baby trinken würde: heben – andrücken – nach vorn drücken und zusammenführen – locker lassen und so weiter.

Alle Milchgänge entleeren

Kommt keine Milch mehr aus der Brust, versetzen Sie das »C« jeweils um ein bis zwei Zentimeter im Uhrzeigersinn, um die anderen Milchgänge zu entleeren. Um alle Milchgänge bequem zu erreichen, können Sie auch die andere Hand benutzen.

Mit etwas Übung entleeren Sie Ihre Brust mit dieser Methode genauso hygienisch und effektiv wie mit einer elektrischen Milchpumpe. Sie sind damit jedoch unabhängig von Elektrizität und technischen Hilfsmitteln.

Milch aufbewahren und zum Trinken aufbereiten

Entleeren Sie Ihre Milch in ausgekochte, gut verschließbare Gefäße. Stellen Sie die Gefäße nach hinten in den Kühlschrank. Dort ist es kälter als in der Kühlschranktür. Sie können die Milch drei bis fünf Tage bei 5 °C im Kühlschrank aufbewahren. Bei Zimmertemperatur kann Muttermilch sechs bis acht Stunden nach dem Entleeren der Brust aufgehoben werden.

Danach ist sie nicht mehr zum Verfüttern geeignet. Eingefrorene Milch hält sich bei –18 °C bis zu sechs Monate lang. Transportieren Sie gekühlte oder gefrorene Milch in einer Kühltasche oder auf Eis und unterbrechen Sie die Kühlkette nicht. Einmal angetaute Milch sollte im Kühlschrank aufgehoben werden und innerhalb von 24 Stunden verbraucht werden.

Die benötigte Milch erwärmen Sie am besten im frisch angesetzten Wasserbad. In der Mikrowelle werden zu viele Immunstoffe zerstört. Außerdem können in der Milchflasche »heiße Felder« entstehen, die sich auch durch Schütteln der Flasche nicht abkühlen und Verbrennungen im Mund Ihres Kindes verursachen können.

Einmal erwärmte, nicht getrunkene Milch schütten Sie bitte weg und erwärmen sie nicht noch einmal, da sich Milchkeime in der Milch schnell vermehren können.

Mobil mit Baby – in der Stillzeit kein Problem

Je älter Ihr Baby ist, desto sicherer fühlen Sie sich im Umgang mit ihm und desto mehr werden Sie beide und auch die ganze Familie unternehmen.

Da Sie die Nahrung fürs Kind immer dabeihaben, sind keine weiteren Vorkehrungen für die Mahlzeiten zu treffen. Trotzdem haben viele Mütter Schwierigkeiten mit dem Stillen außer Haus. Brusternährung in der Öffentlichkeit ist bei uns längst nicht so akzeptiert wie die Ernährung mit der Flasche. Stillen vor fremden Leuten wird häufig als peinlich oder sogar unzumutbar angesehen. Lassen Sie sich davon nicht abschrecken. Sie können durchaus unauffällig stillen.

Ist Ihr Kind noch keine sechs Wochen alt, verfüttern Sie Ihre Milch nicht mit der Flasche – damit könnten Sie eine Saugverwirrung auslösen. Benutzen Sie zum Füttern einen Löffel, einen Becher oder einen Finger-Feeder.

Stillen ist einfach unschlagbar, wenn Sie mit dem Baby unterwegs sind: Sie haben immer alles für den großen und den kleinen »Babyhunger« dabei.

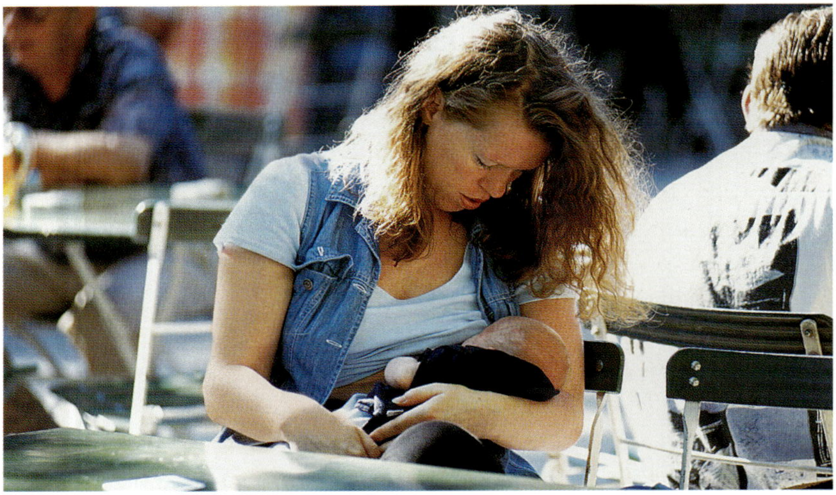

Haben Sie vergessen, Ihre stillfreundlichen Sachen anzuziehen, können Sie in Umkleidekabinen oder Wickel- und Sanitätsräumen öffentlicher Gebäude stillen. Toilettenräume sind zum Stillen ungeeignet. Sie würden dort nicht gern frühstücken, Ihrem Baby sollten Sie es deshalb auch nicht zumuten.

Das richtige Stilloutfit für unterwegs

Zweiteiler mit locker fallendem Oberteil sind zum Stillen außer Haus sehr praktisch. Schieben Sie zum Stillen das Oberteil so weit hoch, dass Ihr Baby an die Brust kann. Blusen können Sie auch von unten aufknöpfen. So bedeckt die Kleidung die Brust von oben, das Baby sie von unten, und meistens fällt gar keinem auf, dass Sie gerade stillen. Zum Stillen unterwegs kann ein spezieller Stillbüstenhalter sehr praktisch sein. Sie bekommen ihn in gut sortierten Wäscheabteilungen großer Kaufhäuser oder in Wäschegeschäften.

Ein Bustier oder ein Büstenhalter, den Sie zum Stillen nur hochschieben müssen, erfüllt den gleichen Zweck. In den letzten Jahren ist außerdem spezielle Oberbekleidung für stillende Mütter auf den Markt bekommen, deren raffinierte Schnitte das Stillen in der Öffentlichkeit sehr angenehm machen.

Mit Baby in den Urlaub

Das erste Verreisen mit dem Baby ist aufregend. Sie werden für Ihr

Kind mindestens genauso viel Gepäck mitnehmen wie für sich und Ihren Partner zusammen. Mit der Zeit gibt sich das, und Sie überlegen, ob Sie das Reisebett und den Buggy wirklich brauchen oder ob Ihr Baby nicht besser bei Ihnen im Bett schläft und vom Tragetuch aus andere Länder kennen lernt.

Über die Ernährung eines ausschließlich gestillten Kindes müssen Sie sich nicht den Kopf zerbrechen, egal wo Sie sind. Muttermilch ist immer vorhanden, richtig temperiert und hygienisch einwandfrei. Das ist gerade in Ländern mit heißem Klima von unschätzbarem Vorteil. Hier hat Ihr Baby sicher verstärkt Durst. Stillen Sie es öfter kurz und wechseln Sie dabei mehrmals die Seiten. Dann bekommt es mehr von der wässrigen Vormilch. Natürlich muss es darüber hinaus genauso häufig wie zu Hause von der kalorienreichen Hintermilch trinken.

Reisen mit dem Flugzeug oder Auto

Wenn Sie mit dem Flugzeug verreisen, bitten Sie um Plätze in der ersten Reihe. Dort haben Sie mehr Platz zum Wickeln. Bei längeren Strecken empfiehlt sich ein Nachtflug, dann ist es ruhiger im Flugzeug. Stillen Sie Ihr Baby beim Start und bei der Landung. Durch das häufige Schlucken beim Stillen bekommt es bei der Luftdruckveränderung keine Ohrenschmerzen.

Wenn Sie mit dem Auto fahren, achten Sie darauf, dass Ihr Baby nicht zu sehr schwitzt und vor der prallen Sonne geschützt ist. Ein Kinderautositz mit Sonnenschutz ist dabei eine große Hilfe. Machen Sie häufiger Pausen, in denen Sie sich und Ihrem Kind Bewegung gönnen. Stillen Sie aus Sicherheitsgründen nicht während der Fahrt im Auto, sondern halten Sie dafür an. Nehmen Sie genug Wasser mit, damit auch Sie während der Reise ausreichend trinken können. Schläft Ihr Baby während einer Fahrtpause, lassen Sie es nicht allein im Auto. Die Temperatur kann, auch bei leicht geöffneten Fenstern, so stark ansteigen, dass sie für Ihr Baby lebensgefährlich wird.

Stillen und Körperkontakt gibt Ihrem Baby auf Reisen Sicherheit, so

Lassen Sie sich von der Flugbegleiterin gleich mehrere Gläser Wasser geben, da Sie in der trockenen Luft im Flugzeug sicher mehr Durst haben werden.

dass es mit der ungewohnten Umgebung gut zurechtkommt und der Urlaub für die ganze Familie erholsam wird.

Liebe und Sexualität in der Stillzeit

Natürlich sind Sie jetzt Ihr Leben lang Mutter. Ihr Kind braucht Sie aber nur einige Jahre, und davon nur einen kleinen Teil recht intensiv. Dann lebt es sein eigenes Leben. Mit Ihrem Partner wollen Sie vermutlich Ihr ganzes Leben lang zusammen sein. Es lohnt sich also, die Partnerschaft zu pflegen. Haben Sie auch dafür Verständnis, dass Ihr Partner ebenso wie Sie vor einer ungewohnten Situation und neuen Anforderungen steht. Sprechen Sie »kritische« Punkte vorsichtig an, wenn Sie das Gefühl haben, Ihr Partner sei unzufrieden. Schildern Sie kurz Ihre Gefühle und fragen Sie ihn, wie er sich fühlt. Er weiß wahrscheinlich gar nicht, wie es in Ihnen aussieht, aus welchen Gründen zum Beispiel der Haushalt nicht mehr so funktioniert wie vor der Geburt Ihres Babys, Sie häufig gereizt reagieren und was Sie sich von ihm an Hilfe erwarten. Nur die wenigsten Menschen können in Stresssituationen ahnen, wie es ihren nächsten Mitmenschen geht. Also: Reden Sie miteinander.

Reden Sie darüber, wie es sein wird, nach einigen Wochen auch mal wieder zu zweit etwas zu unternehmen und Ihr Baby in der Obhut eines vertrauenswürdigen Babysitters zu lassen – und tun Sie es dann auch.

Familie sein – ein Paar bleiben

Zeigen Sie sich gegenseitig, dass Sie sich mitten im Familientrubel auch noch als Mann und Frau wahrnehmen. Kochen Sie gemeinsam Ihr Lieblingsessen, nur für Sie beide. Unternehmen Sie etwas, das Erinnerungen an Ihre Zeit als kinderloses Paar wachruft. Blättern Sie in Fotoalben, lesen Sie sich Ihre alten Liebesbriefe vor. Kindbedingte Störungen sollten dabei mit Humor ertragen werden.

Geburt und Stillen haben auf die Beziehung zu Ihrem Partner einen großen Einfluss.

Verschiedene Untersuchungen zeigen, wie unterschiedlich Paare nach der Geburt eines Kindes und auch während der Stillzeit Sexualität erleben. Manche Frauen haben schon bald nach der Geburt wieder Lust auf Zärtlichkeit und Geschlechtsverkehr, manche legen lange Zeit gar keinen Wert darauf oder möchten nur in den Arm genommen und gestreichelt werden. Auch Männer reagieren sehr verschieden.

Das »erste Mal danach«

Meistens wird als frühesten Zeitpunkt für die Wiederaufnahme des Geschlechtsverkehrs das Ende des Wochenflusses, ungefähr drei bis sechs Wochen nach der Geburt, genannt. Handeln Sie jedoch ganz nach Ihren Bedürfnissen. Lassen Sie sich Zeit und haben Sie Geduld. Aus verschiedenen Gründen kann es für Sie schwierig sein, gemeinsam mit Ihrem Partner Ihre Sexualität wieder zu entdecken: Müdigkeit, eine beim Geschlechtsverkehr schmerzende Dammnaht, Trockenheit der Scheide in den ersten Wochen nach der Geburt, berührungsempfindliche Brüste – all das kann das sexuelle Verlangen beeinträchtigen. Reden Sie miteinander über Ihre Gefühle und über das, was Sie sich von Ihrem Partner wünschen.

Auch die ganz praktischen Probleme können Sie mit ein wenig Fantasie lösen. Babys haben gewöhnlich eine lange, etwas tiefere Schlafpause in 24 Stunden. Nutzen Sie sie. Bei einer trockenen Scheide hilft ein Gleitmittel. Probieren Sie neue Stellungen aus, um Schmerzen an der Dammnaht und an den Brüsten zu verhindern.

Schläft das Baby bei Ihnen im Bett, weichen Sie in ein anderes Zimmer aus. Es schadet dem Baby auch nicht, wenn es neben Ihnen liegt, wenn Sie sich lieben.

VATER WERDEN IST NICHT SCHWER ...

Männer verkraften ihre neue Rolle als Vater nicht immer problemlos: Plötzlich ist eine ganze Familie finanziell von ihnen abhängig. Das bisherige Leben ändert sich völlig: Lieb gewordene Gewohnheiten können nur noch teilweise oder gar nicht mehr wahrgenommen werden. Die Interessen der Partnerin kreisen um das Baby, der Mann hat das Gefühl, fast gänzlich abgeschrieben zu sein. Statt Streicheleinheiten wartet nach Arbeitsschluss liegen gebliebene Hausarbeit auf ihn. Anfangsschwierigkeiten sind ganz normal, wenn ein Baby kommt. Sprechen Sie darüber, wie Sie sich fühlen. Versuchen Sie, sich auch in den anderen hineinzuversetzen und bemühen Sie sich, ein klein wenig Zeit für sich als Paar zu »reservieren«. Vor allem aber: Nehmen Sie kleinere und größere Katastrophen mit Humor.

Wieder schwanger in der Stillzeit?

Stillen verhütet zwar statistisch gesehen weltweit mehr Schwangerschaften als alle Verhütungsmittel zusammengenommen, ist aber vor allem unter den Bedingungen, unter denen hier bei uns gestillt wird, keine Garantie zur Vermeidung einer Schwangerschaft.

STILLEN ALS VERHÜTUNGSMITTEL?

Die Annahme, Stillen würde zuverlässig verhüten, hat schon vielen kleinen Geschwistern ins Leben verholfen. Eine erneute Schwangerschaft wird zwar mit 98%iger Sicherheit verhindert, – allerdings nur, wenn Sie folgende Kriterien erfüllen:

- **Sie stillen Ihr Kind Tag und Nacht nach Bedarf.**
- **Das Baby stillt sein Saugbedürfnis nur an der Brust und nicht an Schnuller, Flasche oder Daumen.**
- **Sie geben Ihrem Baby mindestens 10–12 Stillmahlzeiten täglich.**
- **Zwischen den Stillmahlzeiten liegt kein größerer Abstand als einmal sechs Stunden innerhalb von 24 Stunden.**
- **Sie hatten noch keine Menstruationsblutung.**
- **Ihr Baby ist jünger als sechs Monate.**

Diese Methode wird »Laktations-Amenorrhoe-Methode« (LAM) genannt. Falls Sie nicht alle Kriterien erfüllen, sollten Sie lieber eine andere, für Sie sichere Verhütungsmethode wählen.

Das Auftreten der ersten Menstruationsblutung ist bei Frauen, die ausschließlich stillen, recht unterschiedlich. Manche bekommen ihre Periode schon einige Wochen, andere erst acht Monate oder sogar erst im zweiten Jahr nach der Geburt. Den ersten Eisprung können Sie allerdings vor der ersten Menstruationsblutung haben, so dass Sie dann auch schwanger werden können, wenn Sie nicht konsequent verhüten.

Möglichst sicher verhüten

Keinen Einfluß auf das Stillen haben Kondome und spermizide Mittel sowie Spiralen, Diaphragmen und Natürliche Familienplanung (NFP). Kondome und samenabtötende Mittel erreichen, zusammen angewendet, eine recht hohe Sicherheitsquote und können bei Bedarf benutzt werden.

Mit dem Einsetzen einer Spirale sollten Sie warten, bis sich die Gebärmutter vollständig zurückgebildet hat und die Gebärmutterschleimhaut regeneriert ist. Das ist ungefähr sechs bis acht Wochen nach der Geburt der Fall. Die Sicherheit der Spirale liegt bei ca. 98 Prozent. Auch das Diaphragma kann nach Abschluß der Rückbildungsvorgänge verwendet werden. Es muss genau angepasst werden, sollte vor jedem Geschlechtsverkehr mit samenabtötender Creme bestrichen werden und danach acht Stunden vor dem Muttermund bleiben. Es verhütet bei konsequenter Anwendung Schwangerschaften zu ca. 96 Prozent. Bei der NFP werden Veränderungen des Zervixschleims, der Körpertemperatur und am Gebärmutterhals entweder einzeln oder zusammen beobachtet. Aus den Veränderungen kann die fruchtbare Phase im Zyklus der Frau abgelesen werden. Möchten Sie NFP in der Stillzeit benutzen, sollten Sie bereits Erfahrung mit dieser Verhütungsmethode haben. Sie müssen dann ab Versiegen des Wochenflusses alle Zeichen beobachten, deren Veränderungen die einsetzende Fruchtbarkeit anzeigen.

Pille in der Stillzeit

Möchten Sie hormonell, also mit Pille, Implantat oder Dreimonatsspritze verhüten, werden rein gestagenhaltige Mittel empfohlen. Die Östrogene in Mehrphasenpräparaten können einen Rückgang der Milchproduktion bewirken und damit die Stillzeit verkürzen. Dieser Effekt ist umso stärker, je eher nach der Geburt mit der Einnahme begonnen wird. Reine Gestagenpräparate dagegen enthalten nur Gestagene und haben keine Auswirkungen auf die Milchproduktion. Sie beeinflussen die Zusammensetzung der Nährstoffe in Ihrer Milch nicht. Frühestens sechs bis acht Wochen nach der Geburt können Sie mit hormoneller Verhütung beginnen. Die Sicherheit liegt bei 98 Prozent. Über die Langzeitwirkungen der Hormone auf die Kinder lässt sich noch nichts Genaues sagen, da Studien zu diesem Thema selten und widersprüchlich sind. Die Auswirkungen hormoneller Verhütungsmethoden auf die Frau werden in den Medien immer wieder diskutiert und sollen hier nicht behandelt werden. Lassen Sie sich gemeinsam mit Ihrem Partner ausführlich von Ihrer Frauenärztin beraten, bevor Sie sich für eine der

Wenn Sie mit Kondomen verhüten und außerdem samenabtötende Creme benutzen, achten Sie darauf, dass diese fettfrei ist. Ansonsten könnte das Material des Kondoms durchlässig und somit die Sicherheit stark beeinträchtigt werden.

möglichen Verhütungsmethoden entscheiden.

Ernährung der stillenden Mutter

»Stillende Mütter dürfen keine Hülsenfrüchte essen!« Diese und andere Thesen zur Ernährung werden Sie wahrscheinlich immer wieder zu hören oder zu lesen bekommen. Angeblich bekommt Ihr gestilltes Baby Bauchweh von allen möglichen Sachen, die Sie essen. Reaktionen von Babys auf Nahrungsmittel, die die Mutter zu sich genommen hat, sind sehr viel seltener, als immer angenommen wird.
Sollte Ihr Baby Blähungen, Koliken oder Hautausschlag haben, können Sie ausprobieren, ob es Ihrem Kind besser geht, wenn Sie ein paar Tage bestimmte Nahrungsmittel weglassen. Nahrungsmittel, die Ihnen oder dem Vater Ihres Kindes Probleme bereiten, essen Sie einfach ungefähr eine Woche lang nicht. Geht es Ihrem Kind dann besser, nehmen Sie das Nahrungsmittel wieder in Ihren Speiseplan auf. Verschlechtert sich der Zustand Ihres Babys danach wieder, hängt das wahrscheinlich mit diesem bestimmten Nahrungsmittel zusammen.
Können Sie keinen Unterschied im Befinden Ihres Babys feststellen, egal was Sie essen und was nicht, essen Sie bitte, was Ihnen schmeckt. Ihr Kind bekommt von Ihnen die Nahrung, die es mag und die gesund ist. Sie haben auch das Recht, das zu essen, was Ihnen schmeckt und Ihnen gut tut.

Die Ansichten darüber, was stillende Frauen essen dürfen und was nicht, unterscheiden sich nach Kulturkreis und bevorzugter Ernährungsform. Auch welche Nahrungsmittel als milchbildend oder milchflusshemmend gelten, ist weltweit sehr verschieden.

Allergierisiko?

Gestillte Babys aus Allergikerfamilien können auf Milchprodukte, Weizen, Fisch, Eier, Nüsse oder Zitrusfrüchte, die die Mutter gegessen hat, mit Unruhigsein, Hautausschlag, Husten oder anderen Symptomen reagieren. Verzicht oder auch verminderter Verzehr der entsprechenden Nahrungsmittel verschafft in einigen Fällen Erleichterung. Mehr Informationen zu diesem Thema bekommen Sie bei der Arbeitsgemeinschaft Allergiekrankes Kind e.V. (siehe Seite 94).
Im Zweifelsfall kann auch der Besuch bei einer erfahrenen Ernährungsberaterin hilfreich sein.

Ausreichend trinken, aber nicht zu viel

Stillende Frauen sollten täglich etwa zwei bis drei Liter Flüssigkeit zu sich nehmen. Da auch feste Nahrung zum Teil aus Wasser besteht, müssen Sie nicht zwei oder mehr Liter pro Tag an bestimmten Tees oder anderen Flüssigkeiten trinken, wenn Ihnen das eigentlich zuwider ist.

Eine zu hohe Flüssigkeitszufuhr kann, vor allem zu Beginn der Stillzeit, den Milchspendereflex verzögern oder gar verhindern. Der Körper möchte nämlich dann die überschüssige Flüssigkeit loswerden und hält deshalb ein durstmachendes Hormon und mit ihm das Oxytocin zurück, das Hormon, das den Milchspendereflex auslöst (siehe Seite 12). Die Milch ist dann zwar in der Brust, wird aber nicht »freigegeben«.

Trinken Sie deshalb nach Durst, und stellen Sie sich vor jeder Stillmahlzeit ein Glas Saft, Tee oder Mineralwasser hin. Sie bekommen während des Stillens automatisch Durst und haben dann etwas zu trinken griffbereit.

Vorsicht mit Kaffee und Alkohol

Kaffee und schwarzer Tee in größeren Mengen kann Ihr Baby unruhig machen. Sie behindern auch Ihre Eisenaufnahme, so daß Sie sich abgespannt und müde fühlen können.

Hochprozentige alkoholische Getränke sollten Sie unbedingt meiden. Ein Glas Wein, Sekt oder Bier zu besonderen Gelegenheiten ist vertretbar. Vielleicht trinken Sie aber auch bei festlichen Anlässen gern einen guten Trauben- oder anderen Fruchtsaft, den Sie sich sonst nicht gönnen würden.

Den Alkoholspiegel, den Sie im Blut haben, haben Sie auch in Ihrer Milch. Ihr Baby kann allerdings Alkohol sehr viel schlechter abbauen als Sie. Daher sollten Sie Alkohol in der Stillzeit möglichst meiden.

Stillen: Ein guter Grund, das Rauchen aufzugeben

Auf Zigaretten sollten Sie in der Stillzeit, wie auch in der Schwangerschaft, möglichst verzichten. Gelingt Ihnen das nicht, dann stillen Sie nicht ab. Die Vorteile des Stillens überwiegen die Nachteile des – gemäßigten – Rauchens. Rauchen Sie aber bitte nicht in Gegenwart Ihres Kindes, und verhindern Sie möglichst, dass andere Leute das tun. 90 Prozent der Schadstoffe

Wenn Sie sich während der Stillzeit ungesund ernähren, fehlen zuerst Ihnen die Nährstoffe. Ihr Baby kommt nicht zu kurz – es sei denn, Sie ernähren sich »extrem«, also zum Beispiel streng vegetarisch ohne Milch und Eier oder makrobiotisch.

werden über die Luft übertragen. Selbst wenn nur der Partner raucht, kann das bei 15 Prozent der Babys zu Bauschschmerzen führen. Rauchen Sie nicht vor oder beim Stillen. Nach ungefähr 90 Minuten ist nur noch halb so viel Nikotin in der Muttermilch wie direkt nach dem Rauchen.

Gesunde Ernährung – auch jetzt wichtig

Da Ihr Körper darauf eingestellt ist, für eine sehr gute Qualität Ihrer Milch zu sorgen, kommen Sie selbst zu kurz, wenn Ihre Nährstoffreserven aufgebraucht sind. Es liegt also in Ihrem Interesse, sich ausgewogen zu ernähren. Gemüse und Obst, viel davon roh, Milch- und Getreideprodukte, Eier und, wenn Sie mögen, auch Fleisch und Fisch sollten auf Ihrem täglichen Speiseplan stehen. Und auch das Verlangen nach einer halben Sahnetorte oder einem Beutel Gummibärchen ist – ab und zu – in Ordnung. Irgendeinen der Nährstoffe, die in Sahnetorte und Gummibärchen in besonders großen Mengen vorkommen, braucht Ihr Körper wahrscheinlich gerade.

»Stillen zehrt!«, wird häufig gesagt, und Ihnen wird vielleicht zum Abstillen geraten, wenn Sie immer müde sind und viel abnehmen. Denken Sie daran: Kinder haben an sich ist anstrengend, egal ob mit der Flasche gefüttert oder gestillt. Stillen ist gesünder für Sie und für Ihr Kind. Nur Sie können Ihr Kind stillen. Die Hausarbeit machen, das Baby waschen, wickeln und ausfahren, einkaufen und vieles mehr können auch andere. Hier sollten Sie also anfangen, etwas zu ändern, wenn Sie sich ständig erschöpft und ausgelaugt fühlen.

IN DER STILLZEIT FÜR ZWEI ESSEN?

Stillende Frauen benötigen für die Milchbildung täglich etwa 700 bis 800 kcal. Ihr Stoffwechsel ist aber in der Stillzeit auf optimale Ausnutzung der Nährstoffe eingestellt, weil Ihre Darmzotten länger und dicker sind als sonst. Außerdem unterstützt Ihr Hormonspiegel einen geringen Energieverbrauch. Deshalb werden Sie beim Stillen oft schläfrig und möchten sich ausruhen. In der Schwangerschaft wurden außerdem etwa vier Kilogramm Fett als Energiereserve für die Stillzeit angesammelt. Sie brauchen daher nur ca. 250 kcal täglich mehr als nicht stillende Mütter. Diese Menge nehmen Sie zum Beispiel fast mit einem 150-g-Becher Sahne-Frucht-Joghurt zu sich.

Stillen und Berufstätigkeit

Wenn Sie nach der Geburt Ihres Kindes wieder anfangen zu arbeiten, ist das kein Grund abzustillen. Ganz im Gegenteil: Stillen ist eine hervorragende Möglichkeit, auch bei regelmäßiger Trennung eine besonders innige Mutter-Kind-Beziehung mit viel Hautkontakt aufrechtzuerhalten.

Wenn Sie abgespannt und erschöpft von der Arbeit kommen, machen Sie es sich auf dem Sofa bequem und stillen. Ihr Baby genießt diese Zeit nur mit Ihnen. Und Sie geben Ihrem Kind alles, was es braucht und ruhen sich dabei auch noch aus.

Baby und Büro: Für stillende Mütter gut möglich

Um Ihr Kind während Ihrer Abwesenheit mit Muttermilch versorgen zu können, sollten Sie etwas vorausplanen. Ihre Milch ist für Ihr Baby besonders wichtig, wenn Sie in den ersten sechs Monaten nach der Geburt wieder außer Haus arbeiten, Stillprobleme sollten Sie spätestens bei Arbeitsbeginn nicht haben.

Klären Sie vorab für sich folgende Fragen:

➢ Soll das Baby ausschließlich Muttermilch bekommen? Wie soll es gefüttert werden? Bei Babys, die älter als sechs Wochen sind, ist Saugverwirrung kein so großes Risiko mehr, so dass auch mit der Flasche gefüttert werden kann. Wenn das Kind älter als ein halbes Jahr ist und Beikost bekommt, kann es auch schon aus der Tasse trinken. Vielleicht kann auch eine Stillmahlzeit ganz durch Beikost ersetzt werden.

➢ Wie wird das Baby betreut: von einer Tagesmutter, die mehrere Kinder in ihrer eigenen Wohnung betreut, von einer Kinderfrau, die zu Ihnen nach Hause kommt, in einer Kinderkrippe? Diese Entscheidung hängt von finanziellen Gesichtspunkten, Ihrer Arbeitszeit und anderen Überlegungen ab. Ganz wichtig ist, daß Sie Ihr Kind bei der betreuenden Person in guten Händen wissen, um sich ohne schlechtes Gewissen ganz auf Ihre berufliche Tätigkeit konzentrieren zu können.

Stillen nach der Arbeit gibt Ihrem Kind den nötigen Körperkontakt und ist für Sie selbst eine Möglichkeit, sich zu entspannen und auszuruhen.

Auch eine Möglichkeit, Kind und Büro zu vereinbaren: sich das Baby zum Stillen bringen lassen.

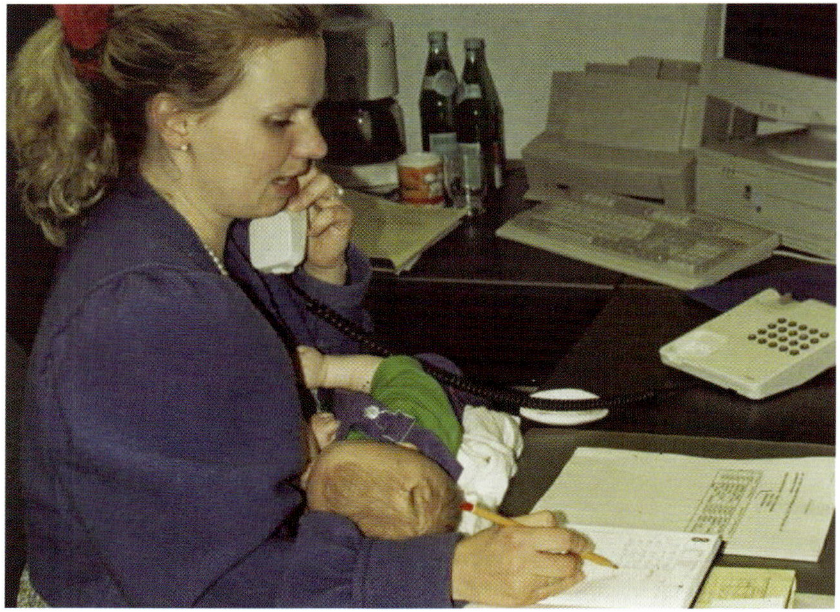

Je älter das Baby bei Ihrem Arbeitsantritt ist, desto besser, da mit zunehmendem Alter des Kindes die Milchproduktion gut auf den Bedarf des Kindes eingestellt ist.

Gute Organisation ist wichtig

Bevor Sie in den Beruf zurückkehren, entscheiden Sie sich für eine Form der Milchgewinnung, mit der Sie vertraut sind (ab Seite 65). Sie sollten wissen, wo Sie am Arbeitsplatz Milch gewinnen und wie Sie sie aufbewahren können. Bei einem jüngeren Kind entleeren Sie die Brust so oft, wie das Kind trinken würde. Ist Ihr Kind schon älter, stellt die Brust sich nach einer Umgewöhnungsphase mit der Milchproduktion auf die Stillzeiten zu Hause ein, so dass Sie sie am Arbeitsplatz eventuell gar nicht entleeren müssen.

Stillen Sie morgens in aller Ruhe und ausgiebig. Stehen Sie lieber früher auf, als das Stillen aus Zeitmangel abzubrechen und sich in Hetze von Ihrem Baby zu verabschieden.

Rechnen Sie damit, dass Ihr Kind wieder auf Nachtmahlzeiten besteht, auch wenn es vor Ihrem Arbeitsbeginn schon durchgeschlafen hat. Es sucht sich dadurch den Körperkontakt, den es tagsüber nicht mehr so intensiv erlebt. Lassen Sie Ihr Kind einfach weiterhin im Elternbett schlafen, so wird die Nachtruhe am wenigsten gestört. Die nächtliche Stillmahlzeit kurbelt auch die Milchproduktion an, die durch die Stunden ohne das Stillen tagsüber zurückgehen kann.

Ihre Rechte während der Stillzeit

Laut Mutterschutzgesetz steht Ihnen für das Stillen die dazu erforderliche Zeit (einschließlich der nötigen Fahrzeiten), mindestens aber zweimal täglich eine halbe Stunde oder einmal pro Tag eine Stunde zu. Arbeiten Sie mehr als acht Stunden zusammenhängend, erhöht sich die Mindestzeit auf zweimal 45 Minuten. Die Stillzeit darf weder vor- noch nachgearbeitet werden.

Sie können die Stillmahlzeit/-en vor der Arbeitszeit oder danach nehmen, um so die Zeit der Trennung von Ihrem Kind zu verkürzen. Sie können die Stillzeit/-en aber auch mitten in Ihre Arbeitszeit legen und sie zum Abpumpen nutzen. Vielleicht kann Ihnen Ihr Baby auch von der Betreuungsperson zum Stillen an Ihren Arbeitsplatz gebracht werden.

Die Grenze für Stillzeiten ist von verschiedenen Arbeitsgerichten auf ein Höchstalter des Kindes von zwei Jahren festgesetzt. Sie müssen die Freistellung für die Stillzeit allerdings von Ihrem Arbeitgeber verlangen und, wenn gewünscht, eine Bescheinigung Ihrer Ärztin oder Hebamme vorlegen. Der Freistellungsanspruch besteht auch bei Teilzeitarbeit.

Wenden Sie sich an den Betriebsrat oder das Gewerbeaufsichtsamt, wenn Sie Probleme bei der Gewährung der Stillzeiten bekommen. Setzen Sie sich auch zur Wehr, wenn jemand meint, Sie würden sich mit Gesetzeshilfe vor der Arbeit drücken: Auch Ihr Arbeitgeber und die Kolleginnen profitieren davon, dass Sie stillen (siehe Seite 7).

Weitere Informationen finden Sie im Mutterschutzgesetz und in der Arbeitsstättenschutzverordnung, die Sie bei der örtlichen Frauenbeauftragten oder in der Gleichstellungsstelle einsehen können.

Übrigens: Für stillende Frauen gelten auch nach Ablauf der Schutzfrist ähnliche Beschäftigungsverbote wie für schwangere Frauen.

Stillen und mehr – das ältere Kind

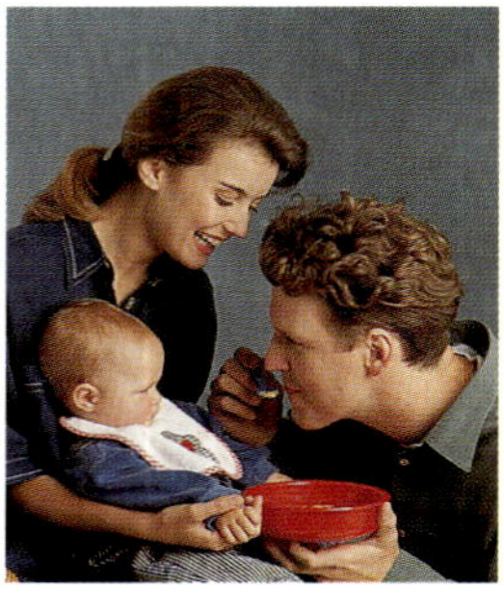

Ob Stillen oder erste Beikost: Das Essen sollte vor allem Freude machen – von Anfang an.

Möchte Ihr Baby noch keine feste Nahrung zu sich nehmen, stillen Sie es weiter und bieten Sie ihm etwas später wieder andere Nahrung an.

Beikost: Das Baby verlangt nach mehr

Um den sechsten Monat herum zeigt Ihr Baby wahrscheinlich Interesse an anderer als nur flüssiger Nahrung. Es beobachtet vielleicht andere Personen genau beim Essen, versucht, nach anderer Nahrung zu greifen, und scheint an der Brust nicht mehr satt zu werden.

Wenn Ihr Baby auch allein, eventuell etwas gestützt, sitzen und gezielt Gegenstände zum Mund führen kann, sollten Sie ihm Beikost anbieten, also Nahrung, die zusätzlich zur Muttermilch gegeben wird. Die neue Nahrung sollte langsam und in kleinen Mengen eingeführt werden, um das kindliche Verdauungssystem nicht zu überfordern.

Wichtig ist: Zufüttern ist nicht gleich Abstillen! Stillen Sie Ihr Kind ungefähr ein halbes Jahr lang ausschließlich und fangen Sie dann an, langsam Beikost zu geben. Muttermilch sollte das Hauptnahrungsmittel im ersten Lebensjahr sein.

Voll stillen auch im zweiten Lebenshalbjahr?

Auch wenn immer wieder das Gegenteil behauptet wird: Neuere Studien kommen zu dem Schluss, dass gesunde Kinder auch länger als sechs Monate lang ausschließlich gestillt werden können, ohne dass Nährstoffmängel auftreten.

Kinder aus Allergikerfamilien sollten ohnehin mindestens sechs Monate und länger voll gestillt werden und vor dem zweiten Lebensjahr auf keinen Fall Kuhmilchprodukte bekommen.

Mittags oder abends: Wann gibt es den ersten Brei?

Die Mahlzeit, zu der Beikost gegeben wird, sollte gut in den Tagesablauf der Familie passen, und auch das Baby sollte ausgeruht und aufnahmebereit sein. Ein waches, gut gelauntes Kind hat sicher mehr Freude an den ersten Essversuchen als ein müdes, abgespanntes Baby.

Die Beikostmenge, die ein Baby pro Mahlzeit isst, kann individuell sehr unterschiedlich sein. Manche Kinder beginnen mit einem Teelöffel pro Mahlzeit und steigern diese Menge nur ganz langsam, andere essen von Anfang an einen ganzen Teller oder ein Gläschen leer.

Bieten Sie Ihrem Kind nach der Beikost die Brust an, damit es genügend Nahrung bekommt und Ihre Milchproduktion aufrechterhalten wird. Wenn Ihr Kind sehr unruhig ist und nicht auf die Beikostmahlzeit warten kann, stillen Sie es erst einmal, und bieten Sie ihm dann die festere Nahrung an.

Welcher Brei darf es denn sein?

Geben Sie Ihrem Kind als erste Beikost leicht verdauliche Nahrungsmittel wie Kohlrabi-, Blumenkohl-, Brokkoli- oder Kürbismus, pürierte Kartoffeln oder Pastinaken. Karotten werden von manchen Babys nicht gut vertragen.

Führen Sie Karotten nicht als erstes oder zweites Gemüse ein, wenn in der Familie Unverträglichkeit auf Karotten vorkommt. Die Auswahl an anderen, besser verträglichen Gemüsen ist groß genug.

Hat Ihr Baby Gemüse als ersten Brei gut akzeptiert, können Sie ihm Obstpüree, z. B. aus Äpfeln mit niedrigem Fruchtsäuregehalt, Birnen oder Melone anbieten. Bei empfindlichen Kindern sollte Obst vorsichtshalber erst schonend gedünstet und erst nach einer gewissen Gewöhnung roh gegeben werden.

Die Entscheidung, ob Sie Ihrem Baby auch Fleisch geben, sollte sich nach den Essgewohnheiten Ihrer Familie richten.

Lassen Sie sich hier durch die Empfehlungen der Babykosthersteller nicht unter Druck setzen. Der gestiegene Eiweißbedarf des Babys kann auch ohne Fleisch gedeckt werden, nämlich durch Getreide, Kartoffeln, Gemüse, Samen und Muttermilch.

Im zweiten Lebensjahr können Hülsenfrüchte und Milchprodukte eingeführt werden. Wenn die Nahrungsmittel auf bestimmte Weise kombiniert werden, ist die ausreichende Versorgung mit Eiweiß, Eisen und Kalzium sichergestellt (siehe Kasten Seite 84).

Versuchen Sie, Ihr Baby schon bei seinen ersten Essversuchen an den Familienmahlzeiten teilhaben zu lassen. Gemeinsam essen macht auch kleinen Leuten mehr Spaß als allein.

AUSREICHEND EIWEISS, EISEN UND KALZIUM FÜR IHR BABY

Mit folgenden Nahrungsmittelkombinationen erreichen Sie eine gute EIWEISSVERSORGUNG:

- **Brot mit Muttermilch**
- **Kartoffeln mit Muttermilch, Ei, Sesam- oder Mandelmus**

Gute EISENQUELLEN sind:

- **Vollkornprodukte, vor allem Hirse, Hafer und Amaranth**
- **grünes Blattgemüse**
- **Eigelb**
- **getrocknete Aprikosen (Vorsicht: viel Fruchtzucker!)**

Vitamin-C-reiche Nahrungsmittel fördern die Eisenaufnahme aus dem Getreide, Kuhmilchprodukte hemmen sie.

Soll Ihr Kind im ersten Lebensjahr keine Kuhmilchprodukte bekommen, kann sein KALZIUMBEDARF mit folgenden Lebensmitteln gedeckt werden:

- **Muttermilch**
- **grüne Blattgemüse**
- **Vollkornprodukte**
- **Sesam bzw. Sesammus (Tahin) und weißes Mandelmus**

Wenn Sie Ihrem Baby Säuglingsnahrung aus dem Gläschen füttern, lesen Sie unbedingt vorher sehr genau die Etiketten: So können Sie unerwünschte Würz- und Bindemittel, Molkeneiweiß, Magermilchpulver und andere Bestandteile, auf die Ihr Kind ungünstig reagieren könnte, vermeiden.

Wenn Sie nicht oder nicht ausschließlich Gläschenkost geben möchten, verwenden Sie für selbst gekochte Beikost Gemüse, Obst, Getreide und andere Nahrungsmittel aus biologisch-dynamischem Anbau, um die Schadstoffbelastung für Ihr Kind so gering wie möglich zu halten. Vermeiden Sie Salz, Zucker und andere Würzmittel im ersten Lebensjahr, um das Verdauungssystem des Babys nicht zu überlasten. Garen Sie selbst gekochte Beikost im Schnellkochtopf oder mit sehr wenig Wasser in einem Gareinsatz, so bleiben die Vitamine weitgehend erhalten. Rühren Sie einen bis zwei Teelöffel Raps- oder Maiskeimöl oder Butter unter die Beikost, wenn das Kind direkt nach einer Mahlzeit nicht mehr an der Brust trinkt. So bekommt es genug Energie, kann die fettlöslichen Vitamine besser aufnehmen und erhält genügend essenzielle Fettsäuren.

Führen Sie höchstens zwei neue Nahrungsmittel pro Woche ein, und vermeiden Sie Mehrkornbreie: So können Sie besser feststellen, welche Nahrungsmittel Ihrem Baby bekommen und auf welche es zum Beispiel allergisch reagiert.

Getreideprodukte sollten nur wärmebehandelt, das heißt aufgeschlossen, gegeben werden, da das Baby sie sonst kaum verdauen kann. Von Frischkornbreien ist abzuraten, weil sie sehr schwer zu verdauen sind.

Es hat sich bewährt, mit Reis, Hirse oder Mais in Grieß- oder Flockenform als erstem Getreide anzufangen, da sie leicht verdaulich sind. Danach können Dinkel, Hafer, Grünkern, Buchweizen, Weizen, Gerste und im zweiten Lebensjahr Roggen (schwer verdaulich) gegeben werden.

Breie werden traditionsgemäß mit Milch angerührt. Die Eisenaufnahme wird aber gefördert, wenn stattdessen Wasser oder Kräutertee benutzt und dann ein Vitamin-C-haltiges Nahrungsmittel wie Obst- oder Gemüsepüree dazugegeben wird.

Möchte das Kind keinen Getreidebrei essen, können Sie ihm auch fein gemahlenes Vollkornbrot ohne Rinde mit Aufstrich aus weißem Mandelmus, Tahin, Obstmus, Butter, salzarmem Käse oder magerer Wurst, in ganz kleine Stücke geschnitten, geben. Auch ungesalzene Reis-, Mais- und Hirsewaffeln sind bei vielen Babys beliebt.

Am Ende des ersten Lebensjahres sollte Ihr Kind allmählich mit der Familienkost vertraut gemacht wer-

Zum Trinken können Sie Ihrem Baby abgekochtes Wasser anbieten. Vitamine und Mineralstoffe sind in Muttermilch und Beikost ausreichend vorhanden. Obendrein ist das Trinkenlernen mit Wasser nicht so klebrig und fleckenreich wie mit Säften oder Tee.

VORSICHT!

Brotkanten und Ähnliches zum Beißen und Kauen sollten Sie Ihrem Baby nur unter Aufsicht geben, damit es sich an eventuell abbrechenden Stücken nicht verschlucken kann.

den. Dafür nehmen Sie vor dem Würzen eine kleine Portion der Mahlzeit für Ihr Baby beiseite und zerkleinern diese so weit wie nötig.

Wie lange stillen?

Lange gestillte Kinder brauchen in der Regel gar keine Flasche, da sie ihr Saugbedürfnis an der Brust befriedigen. Soll Ihr Baby nach dem Abstillen aus der Flasche trinken, lassen Sie es damit nie allein: Dauernuckeln kann Karies verursachen. Außerdem braucht das Kind Ihre Zuwendung.

Das Stillen über die ersten sechs Lebensmonate hinaus bis ans Ende des zweiten Lebensjahres und, wenn gewünscht, noch darüber hinaus hat trotz vieler gegenteiliger Behauptungen große ernährungsphysiologische und immunologische Vorteile.
In unserer Kultur ist es üblich, früh – viel zu früh – abzustillen und feste Nahrung zu geben. Wenn Sie und Ihr Kind in beiderseitigem Einvernehmen aufhören zu stillen, ist das ideal. Möchten Sie weiter stillen, haben aber Probleme damit, holen Sie sich fachkundige Hilfe (Ansprechpartnerinnen siehe Seite 93).
Die meisten Frauen können lange stillen, wenn sie die richtigen Informationen und angemessene Unterstützung bekommen.
Sie wissen, wie sinnvoll es ist, sechs Monate ausschließlich zu stillen. Danach können Sie allmählich Beikost einführen. Wie der Name schon sagt, ist das Nahrung, die neben der Milch gegeben, also zugefüttert wird, sie aber nicht gleich verdrängt.
Hier bei uns spricht man von »Abstillen«, wenn man anfängt, zusätzlich etwas zur Muttermilch zu geben. »Abstillen« im eigentlichen Wortsinn bedeutet, mit dem Stillen Schluss zu machen. Physiologisch günstig ist es aber, dem Kind allmählich leicht verdauliche andere Nahrung anzubieten, die es zusätzlich zur Muttermilch erhält, um seinen sich allmählich erhöhenden Nährstoffbedarf zu decken und sich dann ab dem zweiten Lebensjahr an die Familienkost zu gewöhnen. Diesen Prozess nennt man »Entwöhnen«. Die American Academy of Pediatrics (AAP), die fachwissenschaftliche Organisation der US-amerikanischen Kinderärzte, empfiehlt, Kindern im ersten Lebensjahr keine andere Milch als Muttermilch zu geben. Das ist wichtig für Immunschutz, Allergieprophylaxe, bessere körperliche und geistige Entwicklung und die Förderung der Mutter-Kind-Bindung.

Stillen ist mehr als »Nahrung geben«

Da bei uns und in anderen Industrieländern keine Stillkultur mehr vorhanden ist und das Stillen älterer Kinder oft als peinlich oder sogar unzumutbar und auch schädlich für Mutter und Kind angesehen wird, werden nur sehr wenige Kinder bis ans Ende des ersten Lebensjahres oder darüber hinaus gestillt, sehr viele aber im wahrsten Sinne des Wortes plötzlich abgestillt. Stillen dient hier bei uns in erster Linie der Nahrungsaufnahme in der frühen Säuglingszeit.

In Kulturen, in denen Stillen auch als enge Beziehung zwischen Mutter und Kind, als ein Vorgang, der dem Kind beim Erkunden seiner Umwelt immer wieder Sicherheit und Geborgenheit gibt, angesehen wird, sind zwei- oder auch dreijährige Stillkinder nichts Ungewöhnliches.

Muttermilch – auch für ältere Babys einfach ideal

Längeres Stillen hat aber nicht nur von der emotionalen Seite her Vorteile für Ihr Kind. Ältere Babys, die nach Bedarf gestillt werden, decken einen großen Teil ihres Eiweiß-, Vitamin- und Mineralstoffbedarfs aus Muttermilch. Und nicht nur das: Viele Nährstoffe der Beikost werden durch die Enzyme, die in der Muttermilch vorhanden sind, sehr viel besser aufgenommen.

Heute weiß man, dass die Spiegel etlicher Abwehrstoffe in der Muttermilch im Laufe der Stillzeit immer weiter ansteigen. So enthält die Muttermilch ab dem sechsten Monat zum Beispiel mehr Lysozym, einen Stoff, der Bakterien abwehrt. Auch der Spiegel an Laktoferrin, das Bakterien und Pilze unschädlich macht, steigt während der Stillzeit ständig an.

Die Natur hat sich dabei schon etwas gedacht: Ihr Baby wird nach dem sechsten Lebensmonat zunehmend mobil. Es fängt an, auf dem Boden herumzurobben, hat mehr Kontakt zu anderen Menschen und kommt daher verstärkt mit Keimen in Berührung. Sein Immunsystem kann zur Abwehr und Vernichtung dieser Keime Hilfe gebrauchen, da es noch längst nicht vollständig ausgereift ist. Die Muttermilch lie-

Nachteile einer längeren Stillzeit für das Kind oder für die Mutter hat bisher noch niemand nachweisen können. Die Vorteile dagegen sind zahlreich. Wenn es für uns zum alltäglichen Bild gehört, Kinder mit der Flasche oder dem Schnuller im Mund herumlaufen zu sehen, sollten wir auch akzeptieren, dass Kleinkinder noch an der Brust trinken.

Langsames Abstillen ist im Übrigen nicht nur für Ihr Kind günstiger, sondern auch für Sie, weil Sie so Spannungsgefühle in der Brust vermeiden und Ihre Brust nicht so schlaff erscheint wie nach plötzlichem Abstillen.

fert dem Baby jetzt in verstärktem Maße diese Unterstützung.

Abstillen – Schritt für Schritt

Möchten oder müssen Sie relativ schnell abstillen, sollten Sie versuchen, das nicht zu abrupt zu tun. Bei einem ausschließlich gestillten Säugling sollten Sie dann bei jeder Mahlzeit Stillen und Zufüttern kombinieren.

Fangen Sie mit zwei bis drei Mahlzeiten über den Tag verteilt an. Im Laufe einer Woche gehen Sie dazu über, bei allen Mahlzeiten Stillen und Zufüttern zu kombinieren. Füttern Sie im weiteren Verlauf immer mehr zu, bis Sie fast gar nicht mehr stillen.

Behalten Sie die Stillmahlzeit am längsten bei, die für Sie und Ihr Baby am wichtigsten ist. Beobachten Sie während des Abstillens Ihre Brust aufmerksam, um bei einem beginnenden Milchstau sofort eingreifen zu können.

Die Art der Ersatznahrung ist abhängig vom Alter Ihres Kindes. Sprechen Sie mit Ihrer Kinderärztin darüber, und richten Sie sich genau nach deren Anweisungen. Die Zahl der mit künstlicher Säuglingsnahrung fehlernährten Babys nimmt nämlich leider immer mehr zu.

Ältere Kinder trinken beim selbstbestimmten Abstillen immer weniger aus der Brust und hören dann meist zwischen dem dritten und vierten Lebensjahr ganz damit auf.

Hilfe zum schnellen Abstillen

Ist plötzliches Abstillen unumgänglich, müssen Maßnahmen ergriffen werden, um einen Milchstau oder

WER BESTIMMT, WANN ABGESTILLT WIRD?

Stillen Sie, solange Sie und Ihr Kind daran Spaß haben. Lassen Sie sich nicht von anderen beeinflussen, die meinen, durch langes Stillen »verwöhne« man die Kinder, oder die das Stillen von älteren Babys oder Kleinkindern einfach peinlich finden. Achten Sie auf Ihr eigenes Gefühl und auf die Signale Ihres Kindes: Ideal ist es, wenn Sie und Ihr Kind in beiderseitigem Einvernehmen aufhören zu stillen. Das ist in der Regel ein langsamer Vorgang, so dass die Brust die Milchbildung ganz allmählich einstellt. Sie beide nehmen Abschied vom Stillen, um etwas Neues anzufangen. Sie lernen, sich ein Stück weit voneinander zu lösen. Auch ohne Stillen können Sie Ihrem Kind so viel Körperkontakt und Liebe geben, wie es braucht.

sogar eine Brustentzündung zu vermeiden:

➢ Kühlen Sie die Brust zwischen den Stillmahlzeiten, um die Durchblutung und Spannungsschmerzen zu vermindern.

➢ Trinken Sie starken Pfefferminz- oder Salbeitee; beide wirken milchflußhemmend.

➢ Im Notfall entleeren Sie gerade so viel Milch mit der Hand, dass ein Milchstau vermieden wird und Sie das Spannungsgefühl in der Brust noch aushalten können.

➢ Medikamente (Prolaktinhemmer) können in der frühen Stillzeit hilfreich sein; sprechen Sie mit Ihrer Frauenärztin über Einsatzmöglichkeiten und Nebenwirkungen. Akupunktur und Homöopathie, von erfahrenen Behandlerinnen durchgeführt, haben schon vielen Frauen in dieser Situation geholfen.

Trinken Sie weiterhin nach Durst. Bevor Ihre Milch durch geringe Flüssigkeitsaufnahme zurückgeht, leiden Sie selbst unter dem Flüssigkeitsmangel. Ihr Körper verwendet alles, was er hat, also auch die Flüssigkeit, zuerst für die Milchbildung.

Wenn Sie zu wenig trinken, werden Sie eher unter hochkonzentriertem Urin, sehr hartem Stuhlgang und Durstfieber leiden, bevor die Milchmenge abnimmt. Das ist schlecht für Ihre Nieren und Ihr allgemeines Wohlbefinden.

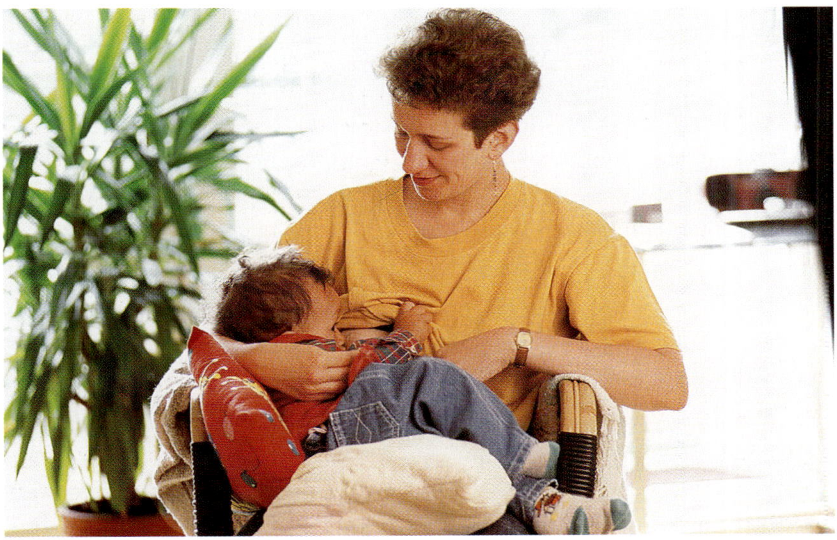

Nicht nur für Neugeborene ist Muttermilch die ideale Nahrung, auch einem Baby im zweiten Lebenshalbjahr oder einem Kleinkind tut Stillen ausgesprochen gut.

Stillförderung in Deutschland

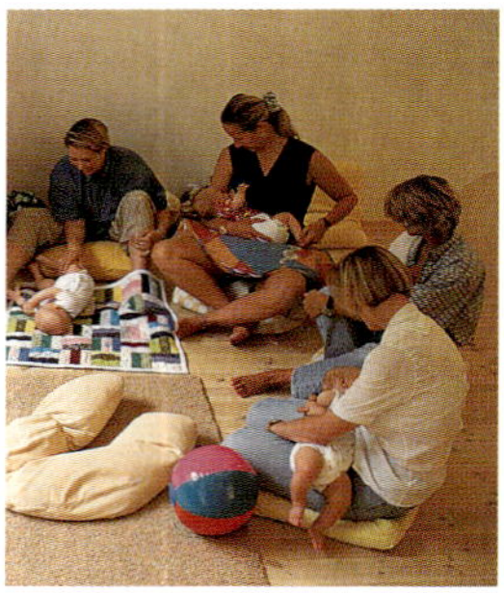

In der Stillgruppe kann man Erfahrungen austauschen und Kontakte knüpfen.

Vielleicht fragen Sie sich nach dem Lesen dieses Buches, seit wann eigentlich das Stillen in Deutschland durch Einzelpersonen und Organisationen gefördert wird – und was aktuell passiert.

Die deutsche »Stillgeschichte« im Überblick

➢ In den 70er Jahren wurden in Deutschland im Rahmen der La-Leche-Liga (LLL), einer internationalen Stillgruppenorganisation, die ersten Stillselbsthilfegruppen gegründet – heute gibt es bei uns etwa 240 LLL-Stillberaterinnen: stillerfahrene Mütter, die ehrenamtlich in ungefähr 130 Stillgruppen monatliche Treffen und telefonische Beratung zum Stillen anbieten; sie haben eine Grundausbildung in Stillwissen und Beratungsstrategien absolviert.

➢ Einige Jahre später bildeten sich freie Stillgruppen, die nicht so stark strukturiert waren und deren Leiterinnen keine bestimmte Vorbereitung vorweisen mussten. 1988 schlossen sich diese Gruppen in der Arbeitsgemeinschaft Freier Stillgruppen (AFS) e.V. zusammen. Inzwischen gibt es mehr als 600 AFS-Stillgruppen, deren Leiterinnen sich in speziellen Kursen zu AFS-Stillberaterinnen weiterbilden können.

➢ Der »Internationale Kodex zur Vermarktung von Muttermilchersatzprodukten«, der die Vermarktung von künstlicher Säuglingsnahrung und Zubehör regelt, ist 1994 zum Teil in die deutsche Gesetzgebung aufgenommen worden, kann im Moment jedoch noch nicht zur Anwendung kommen.

➢ Ebenfalls 1994 traf sich die deutsche Nationale Stillkommission (NSK) zu ihrer ersten Sitzung. Fachleute aus verschiedenen – hauptsächlich medizinischen Bereichen – geben Empfehlungen zum Stillen heraus. Die Stillempfehlungen des NSK sind in einer kleinen Broschüre zusammengefasst, die in den Mutterpass eingelegt wird. Sie wird

Ihnen auf Anfrage kostenlos vom Bundesinstitut für Risikobewertung (Adresse Seite 93) zugeschickt. Hier können Sie auch das Stillinfoblatt für das gelbe Untersuchungsheft Ihres Kindes anfordern.

➢ Seit 1993 werden in Deutschland Krankenhäuser, die nachweislich nach einem besonderen Stillförderungskonzept von WHO und UNICEF arbeiten und so Familien einen guten Stillstart ermöglichen, als »stillfreundliches Krankenhaus« ausgezeichnet. Ein so anerkanntes Krankenhaus in Ihrer Nähe und weitere Informationen über die Initiative finden Sie auf der Website (s. S. 94)

Stillförderung weltweit

➢ In den USA initiierten medizinische Fachleute Mitte der 80er Jahre eine neue Qualifikation im Gesundheitswesen: die Laktationsberaterin IBCLC. Eine abgeschlossene Ausbildung im Gesundheits- oder Sozialbereich, nachgewiesene Praxisstunden in der Stillberatung und eine abgeschlossene Fortbildung in Theorie und Praxis des Stillens sind Zulassungsvoraussetzungen für das Examen. Erfolgreiche Absolventinnen des Examens tragen den Titel »International Board Certified Lactation Consultant (IBCLC)«.

In Deutschland bieten inzwischen über 780 Laktationsberaterinnen IBCLC Müttern Beratung beim Stillen an und sind in der Aus- und Weiterbildung von medizinischem Fachpersonal tätig.

➢ WHO und UNICEF haben 1991 die internationale »Babyfriendly Hospital Initiative (BFHI)« ins Leben gerufen, um in Krankenhäusern optimale Bedingungen für den Start in die Stillbeziehung zu schaffen.

Mit Hilfe der »Zehn Schritte zum erfolgreichen Stillen« (siehe Seite 92) und der Einhaltung des »Internationalen Kodex zur Vermarktung von Muttermilchersatzprodukten« soll es Müttern ermöglicht werden, ihre Kinder sechs Monate ausschließlich und danach mit entsprechender Beikost weiterzustillen.

Weltweit wurden inzwischen über 19.000 Krankenhäuser als stillfreundlich anerkannt. In Deutschland gibt es die Initiative seit 1992 unter dem Namen »Stillfreundliches Krankenhaus«.

Stillberatung findet an vielen Orten statt: in Entbindungskliniken, Geburtshäusern, Hebammenpraxen und Familienbildungsstätten. Aber auch telefonisch können Sie sich jederzeit beraten lassen.

ZEHN SCHRITTE ZUM ERFOLGREICHEN STILLEN

Alle Einrichtungen, in denen Geburten stattfinden und Mütter und deren Neugeborene betreut werden, sollten die folgenden zehn Anforderungen erfüllen:

1. Es liegen schriftliche Richtlinien zur Stillförderung vor, die dem gesamten Pflegepersonal in regelmäßigen Abständen nahe gebracht werden.

2. Das gesamte Mitarbeiterteam wird in Theorie und Praxis so geschult, dass es die Richtlinien zur Stillförderung mit Leben erfüllen kann.

3. Alle schwangeren Frauen werden über die Vorteile und die Praxis des Stillens informiert.

4. Es wird den Müttern ermöglicht, ihr Kind innerhalb der ersten halben Stunde nach der Geburt anzulegen.

5. Den Müttern wird das korrekte Anlegen gezeigt und erklärt, wie sie ihre Milchproduktion – auch im Falle einer Trennung von ihrem Kind – aufrechterhalten können.

6. Neugeborenen Kindern werden weder Flüssigkeiten noch sonstige Nahrung zusätzlich zur Muttermilch gegeben, wenn es nicht aus gesundheitlichen Gründen angezeigt scheint.

7. 24-Stunden-Rooming-in ist die Regel – Mutter und Kind werden nicht getrennt.

8. Die Mütter werden zum Stillen nach Bedarf ermuntert.

9. Man gibt gestillten Kindern keinen Gummisauger oder Schnuller.

10. Die Entstehung von Stillgruppen wird gefördert, und die Mütter werden bei der Entlassung aus der Klinik oder Geburtseinrichtung mit diesen Gruppen in Kontakt gebracht.

Nach: Verein zur Unterstützung der WHO/UNICEF-Initiative »Stillfreundliches Krankenhaus« (BFHI) e.V.: Informationen für Krankenhäuser, »Stillfreundliches Krankenhaus«, Köln 2003.

Wenn ein Krankenhaus die im Kasten aufgeführten Anforderungen erfüllt und den »Internationalen Kodex zur Vermarktung von Muttermilchersatzprodukten« einhält, kann es den Titel »Stillfreundliches Krankenhaus« verliehen bekommen.

Literatur

Medikamente und Stillen

Schaefer, C./Spielmann, H.: Arzneiverordnung in Schwangerschaft und Stillzeit. Urban & Fischer Verlag

Rund um die Geburt

➢ Albrecht-Engel, I./Albrecht, M.: Schwangerschaft und Geburt. Gräfe und Unzer Verlag

➢ Marcovich, M./Jong: Frühgeborene brauchen Liebe. Fischer TB

➢ Odent, M.: Geburt und Stillen. Über die Natur elementarer Erfahrungen. Beck'sche Reihe

Leben mit dem Baby, Stillzeit

➢ Brehmer, G.: Aus der Praxis einer Kinderärztin. rororo

➢ Herman, E.: Vom Glück des Stillens. Körpernähe und Zärtlichkeit zwischen Mutter und Kind. Hoffmann und Campe

➢ Deutsche Hebammenzeitschrift: Elterninfo Nr. 5: Mehrlinge. Staude Verlag

➢ Dörpinghaus, E.: Hausfrau – (k)ein Beruf fürs Leben? Wie frau das Beste daraus macht. Kreuz Verlag

➢ v.d.Rijt, H./Plooij, F.C.: Oje, ich wachse! Von den acht »Sprüngen« in der mentalen Entwicklung Ihres Kindes und wie Sie damit umgehen. Mosaik

➢ Schenk, H.: Wieviel Mutter braucht der Mensch? Der Mythos von der guten Mutter. rororo

➢ Schneider, R.: Gute Mütter arbeiten. Ein Plädoyer für berufstätige Frauen. Krüger Verlag

➢ Schaeffler, S.: Was mit dem Zweiten anders wird... Informationen und Tipps für die Erziehung von Geschwistern. Südwest Verlag

➢ Sears, W.: Das »24-Stunden-Baby«. Kinder mit starken Bedürfnissen verstehen. La Leche Liga International

➢ Sears, W.: Schlafen und Wachen. Ein Elternbuch für Kindernächte. La Leche Liga International

Beikost und Familienkost

➢ Gonzales, C.: Mein Kind will nicht essen. Über Ernährung und Ernährungsgewohnheiten von Babys und Kleinkindern. La Leche Liga Deutschland

➢ Katalyse e.V.: Kinderernährung. KIWI

➢ Verbraucherzentrale Hamburg e.V.: Gesunde Ernährung von Anfang an. Für Säuglinge und Kleinkinder. Verbraucherzentrale Hamburg e.V.

Adressen

Arbeitsgemeinschaft Freier Stillgruppen e.V. (AFS)

Rüngsdorfer Straße 17
53173 Bonn-Bad Godesberg
Telefon 0228 / 350 38 71,
Fax 0228 / 350 38 72
geschaeftsstelle@afs-stillen.de
www.afs-stillen.de

La Leche Liga Deutschland e.V. (LLLD)

Dannenkamp 25
32479 Hille
Telefon 0571 / 489 46
Fax 0571 / 404 94 80
info@lalecheliga.de
www.lalecheliga.de

Ausbildungszentrum für Laktation und Stillen

Kantor-Rose-Straße 9
31868 Ottenstein
Telefon 05286 / 12 92,
Fax 05286 / 944 09
info@stillen.de
www.stillen.de

Berufsverband Deutscher Laktationsberaterinnen IBCLC e.V. (BDL)

Saarbrückener Straße 172
38116 Braunschweig
Telefon 0531 / 250 69 90,
Fax 0531 / 250 69 91
bdl-sekretariat@t-online.de
www.bdl-stillen.de

Bund Deutscher Hebammen e.V. (BDH)

Gartenstraße 26
76133 Karlsruhe
Telefon 0721 / 98 18 90,
Fax 0721 / 981 89 20
info@bdh.de
www.bdh.de

Bund freiberuflicher Hebammen Deutschlands e.V. (BfHD)

Kasseler Straße 1a
60486 Frankfurt/M.
Telefon 069 / 79 53 49 71
Fax 069 / 79 53 49 72
Geschaeftsstelle@bfhd.de
www.bfhd.de

Weitere nützliche Adressen:

Aktionsgruppe Babynahrung e.V. (AGB)
Untere Maschstraße 21
37073 Göttingen
Telefon 05 51 / 53 10 34
Fax 05 51 / 53 10 35
info@babynahrung.org
www.babynahrung.org

Arbeitsgemeinschaft Allergiekrankes Kind e.V. (AAK)
Nassaustraße 32
35745 Herborn
Telefon 0 27 72 / 92 87-0
Fax 0 27 72 / 92 87-9
www.aak.de

Arbeitsgemeinschaft Gestose-Frauen e.V. (AGF)
Kapellener Straße 67a
47661 Issum
Telefon 0 28 35 / 26 28
Fax 0 28 35 / 29 45
gestose-frauen@t-online.de
www.gestose-frauen.de

Arbeitsgruppe Natürliche Familienplanung (NFP)
Malteser-Werke
Kalker Hauptstraße 22-24
5103 Köln
Telefon 0221 / 9 82 25 91-2
Fax 0221 / 9 82 25 89
www.malteser.de

Bundesverband alleinerziehender Mütter und Väter e.V. (VAMV)
Hasenheide 70
10967 Berlin
Telefon 030 / 69 59 78-6
Fax 030 / 69 59 78-77
kontakt@vamv-bundesverband.de
www.vamv-bundesverband.de

Bundesverband »Das frühgeborene Kind« e.V.
Kurhessenstraße 5
60431 Frankfurt/M.
Telefon 01805 87 58 77 (12 c/Min.)
Fax 069 / 58 70 09 95 99
bundesverband@fruehgeborene.de
www.fruehgeborene.de

Gesellschaft für Geburtsvorbereitung e.V. (GfG)
Antwerpener Straße 43
13353 Berlin
Telefon 030 / 45 02 69 20
Fax 030 / 45 02 69 21
gfg@gfg-bv.de
www.gfg-bv.de

Kontakt- und Informationsstelle »Verwaiste Eltern in Deutschland« e.V.
Esplanade 15
20354 Hamburg
Telefon 040 / 35 50 56 43/4
Fax 040 / 35 50 56 16
info@verwaiste-eltern.de
www.verwaiste-eltern.de

Nationale Stillkommission Bundesinstitut für Risikobewertung
Thielallee 88 – 92
14195 Berlin
Telefon 01888 412 34 91
Fax 01888 412 37 15
stillkommission@bfr.bund.de
www.bfr.bund.de/cms/detail.php?i

Verein zur Unterstützung der WHO/UNICEF-Initiative »Stillfreundliches Krankenhaus« (BFHI) e.V.
Homburger Straße 22
50969 Köln
info@stillfreundlich.de
www.stillfreundlich.de

Pumpen und Stillhilfsmittel:

Ardo medical GmbH (Ameda-Produkte)
Gewerbestraße 74
82211 Herrsching
Telefon 08152 / 77 26
Fax 08152 / 799 52
info@ardomedical.de
www.ardomedical.de

Medela Medizintechnik GmbH
Postfach 1148
85378 Eching
Telefon 089 / 31 97 59-0
Fax 089 / 31 97 59-9
info@medela.de
www.medela.de

Bei Problemen mit Schreibabys:

GAIMH (Gesellschaft für seelische Gesundheit in der Kindheit)
Kinderzentrum München
Heiglhofstraße 63
81377 München
Telefon 089 / 71 00 93 30
www.gaimh.de

Register

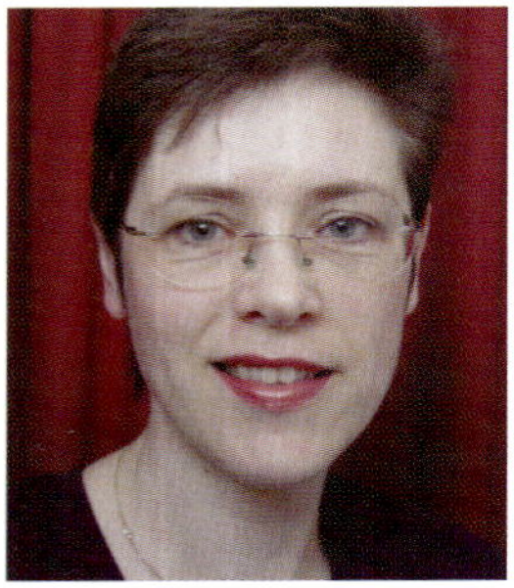

© Kirstin-Dorothea Schenk

Die Autorin

Iris-Susanne Brandt-Schenk ist verheiratet und hat drei Kinder. Seit 1986 berät sie Stillfamilien und arbeitet als Kursleiterin, Referentin und Stillgruppenleiterin. Sie war vier Jahre bei ISIS, einem Familienzentrum in Göttingen, tätig und gibt seit 1995 Kurse für werdende und junge Eltern in Minden. Seit ihrer Weiterbildung zur Laktationsberaterin IBCLC (Examen 1993) unterrichtet sie medizinisches Fachpersonal und betreut Eltern und deren Kinder in eigener Praxis. Sie ist Ausbilderin und Gutachterin für die WHO/UNICEF-Initiative *»Stillfreundliches Krankenhaus« (BFHI)*, Vorstandsmitglied des Trägervereins der Initiative sowie der Aktionsgruppe Babynahrung (AGB) e.V. und in der Leitung des Ausbildungszentrums für Laktation und Stillen tätig.

Bildnachweis

Bilderberg, Hamburg: 16 (Nomi Baumgartl); Iris-Susanne Brandt-Schenk: 31, 35; Dagmar Heerten: 27; Mauritius, Mittenwald: U1 (Raith), 80 (Paula Ludwig); Medela Medizintechnik, Eching: 33; Nehlsen, Erika: 34, 80; Südwest Verlag, München: 2 (Astrid Eckert), 6, 23, 27, 32, 58, 70, 89, 90 (Siegfried Sperl); Dr. Skadi Springer: 51, 82

Hinweis

Die Ratschläge/Informationen in diesem Buch sind von Autorin und Verlag sorgfältig erwogen und geprüft, dennoch kann eine Garantie nicht übernommen werden. Eine Haftung der Autorin bzw. des Verlags und seiner Beauftragten für Personen-, Sach- und Vermögensschäden ist ausgeschlossen.

Illustrationen
Beate Willich, München

Umschlag
Eva Salzgeber, München

DTP/Satz
Veronika Moga

Druck und Bindung
Weber Offset, München

Printed in Germany

ISBN 3-517-06748-2

817 2635 4453 6271